崇文国学普及文库

# 黄帝内经

段青峰 译

长江出版传媒 崇文书局

**图书在版编目（CIP）数据**

黄帝内经 / 段青峰译 . -- 武汉：崇文书局，2020.6
（崇文国学普及文库）
ISBN 978-7-5403-5863-1

Ⅰ . ①黄…

Ⅱ . ①段…

Ⅲ . ①《内经》—译文

Ⅳ . ① R221

中国版本图书馆 CIP 数据核字 (2020) 第 064022 号

**黄帝内经**

| | |
|---|---|
| **责任编辑** | 郑小华 |
| **装帧设计** | 刘嘉鹏　甘淑媛 |
| **出版发行** | 长江出版传媒 崇文书局 |
| **业务电话** | 027−87293001 |
| **印　　刷** | 武汉中科兴业印务有限公司 |
| **版　　次** | 2020年6月第1版 |
| **印　　次** | 2020年6月第1次印刷 |
| **开　　本** | 880×1230　1/32 |
| **印　　张** | 6 |
| **定　　价** | 32.80元 |

本书如有印装质量问题，可向承印厂调换

# 总 序

现代意义的"国学"概念，是在 19 世纪西学东渐的背景下，为了保存和弘扬中国优秀传统文化而提出来的。1935 年，王缁尘在世界书局出版了《国学讲话》一书，第 3 页有这样一段说明："庚子义和团一役以后，西洋势力益膨胀于中国，士人之研究西学者日益众，翻译西书者亦日益多，而哲学、伦理、政治诸说，皆异于旧有之学术。于是概称此种书籍曰'新学'，而称固有之学术曰'旧学'矣。另一方面，不屑以旧学之名称我固有之学术，于是有发行杂志，名之曰《国粹学报》，以与西来之学术相抗。'国粹'之名随之而起。继则有识之士，以为中国固有之学术，未必尽为精粹也，于是将'保存国粹'之称，改为'整理国故'，研究此项学术者称为'国故学'……"从"旧学"到"国故学"，再到"国学"，名称的改变意味着褒贬的不同，反映出身处内忧外患之中的近代诸多有识之士对中国优秀传统文化失落的忧思和希望民族振兴的宏大志愿。

从学术的角度看，国学的文献载体是经、史、子、集。崇文书局的这一套国学经典普及文库，就是从传统的经、史、子、集中精选出来的。属于经部的，如《诗经》《论语》《孟子》《周易》《大学》《中庸》《左传》；属于史部的，如《战国策》《史记》《三国志》《贞观政要》《资治通鉴》；属于子部的，如《道德经》《庄子》《孙子兵法》《鬼谷子》《世说新语》《颜氏家训》《容斋随笔》《本草纲目》《阅微草堂笔记》；属于集部的，如《楚辞》《唐诗三百首》《豪放词》《婉约词》《宋词三百首》《千家诗》《元曲三百首》《随园诗话》。这套书内容丰富，而分量适中。一个希望对中国优秀传统文化有所了解的人，读了这些书，一般说来，犯常识性错误的可能性就很小了。

崇文书局之所以出版这套国学经典普及文库，不只是为了普及国学常识，更重要的目的是，希望有助于国民素质的提高。在国学教育中，有一种倾向需要警惕，即把中国优秀的传统文化"博物馆化"。"博物馆化"是 20 世纪中叶美国学者列文森在《儒教中国及其现代命运》中提出的一个术语。列文森认为，中国传统文化在很多方面已经被博物馆化了。虽然中国传统的经典依然有人阅读，但这已不属于他们了。"不属于他们"的意思是说，这些东西没有生命力，在社会上没有起到提升我们生活品格的作用。很多人阅读古代经典，就像参观埃及文物一样。考古发掘出来的珍贵文物，和我们的生命没有多大的关系，和我们的生活没有多大关系，这就叫作博物馆化。"博物馆化"的国学经典是没有现实生命力的。要让国学经典恢复生命力，有效的方法是使之成为生活的一部分。崇文书局之所以强调普及，深意在此，期待读者在阅读这些经典时，努力用经典来指导自己的内外生活，努力做一个有高尚的人格境界的人。

国学经典的普及，既是当下国民教育的需要，也是中华民族健康发展的需要。章太炎曾指出，了解本民族文化的过程就是一个接受爱国主义教育的过程："仆以为民族主义如稼穑然，要以史籍所载人物制度、地理风俗之类为之灌溉，则蔚然以兴矣。不然，徒知主义之可贵，而不知民族之可爱，吾恐其渐就萎黄也。"（《答铁铮》）优秀的传统文化中，那些与维护民族的生存、发展和社会进步密切相关的思想、感情，构成了一个民族的核心价值观。我们经常表彰"中国的脊梁"，一个毋庸置疑的事实是，近代以前，"中国的脊梁"都是在传统的国学经典的熏陶下成长起来的。所以，读崇文书局的这一套国学经典普及读本，虽然不必正襟危坐，也不必总是花大块的时间，更不必像备考那样一字一句锱铢必较，但保持一种敬重的心态是完全必要的。

期待读者诸君喜欢这套书，期待读者诸君与这套书成为形影相随的朋友。

陈文新

（教育部长江学者特聘教授，武汉大学杰出教授）

健康是人生最宝贵的财富。健康教育和健康意识的培养，是我们对广大青少年进行素质教育的重要一环。基于这样一种认识，我们从浩如烟海的中医古籍中，精选了《黄帝内经》中的一些篇章，并将其译成通俗易懂的现代文。希望广大读者朋友能够通过阅读和学习，从中得到教益和启发，追求并享受一种健康快乐的人生。

《黄帝内经》是我国现存最早的一部医学文献，被历代医学家称为"医家之宗"。它大约成书于春秋战国时期，此书虽托名黄帝所作，实是我国古代劳动人民长期跟疾病作斗争的经验总结和智慧结晶。全书十八卷，包括《素问》和《灵枢》两大部分。纵观全书，它包含了中医的主要学说，其中涉及养生学、阴阳五行学说、脏腑经络学说、解剖学知识、针灸知识，还包括地理、哲学、天文学、心理学、季候、历法等方面的内容。此外，它提出了预防疾病的重要性，告诫人们不要临渴掘井。

在这本书的编写中，我们虽对选文反复斟酌，对译文仔细推敲，力求精益求精，将一个最理想的选本奉献给广大读者朋友，让您不枉一读；但囿于我们的识见水平，可能难以如愿，书中疏漏失误之处，只得敬请大方之家和广大读者批评指正。

需要说明的是：该书只是一个选本，节选了《黄帝内经》的部分篇章，不是一个完整意义上的医学著作，只是提供了一个门径，让大家藉此了解古代医学的一种概貌。《黄帝内经》是一部古老的医学著作，书中有些理论也不一定是完全正确的，还有待现代医学的考证。我们这个选本仅供参考，不可作医学专用，这一点是需要特别提醒广大读者朋友注意的。

# 目 录

## 素 问

# 灵 枢

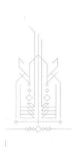

# 素问

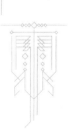

# 上古天真论篇第一

**【提要】**

阐述养生的积极意义及养生的方法。

昔在黄帝，生而神灵，弱而能言，幼而徇齐，长而敦敏，成而登天。乃问于天师曰：余闻上古之人，春秋皆度百岁，而动作不衰；今时之人，年半百而动作皆衰者，时世异耶？人将失之耶？

岐伯对曰：上古之人，其知道者，法于阴阳，和于术数，食饮有节，起居有常，不妄作劳，故能形与神俱，而尽终其天年，度百岁乃去。今时之人不然也，以酒为浆，以妄为常，醉以入房，以欲竭其精，以耗散其真，不知持满，不时御神，务快其心。逆于生乐，起居无节，故半百而衰也。

夫上古圣人之教下也，皆谓之：虚邪贼风，避之有时，恬惔虚无，真气从之，精神内守，病安从来？是以志闲而少欲，心安而不惧，形劳而不倦，气从以顺，各从其欲，皆得所愿。故美其食，任其服，乐其俗，高下不相慕，其民故曰朴。是以嗜欲不能劳其目，淫邪不能惑其心，愚智贤不肖不惧于物，故合于道。所以能年皆度百岁而动作不衰者，以其德全不危也。

帝曰：人年老而无子者，材力尽邪？将天数然也？

岐伯曰：女子七岁肾气盛，齿更发长。二七而天癸至，任脉通，太冲脉盛，月事以时下，故有子。三七肾气平均，故真牙生而长极。四七筋骨坚，发长极，身体盛壮。五七阳明脉衰，面始焦，发始堕。

六七三阳脉衰于上，面皆焦，发始白。七七任脉虚，太冲脉衰少，天癸竭，地道不通，故形坏而无子也。丈夫八岁，肾气实，发长齿更。二八肾气盛，天癸至，精气溢泻，阴阳和，故能有子。三八肾气平均，筋骨劲强，故真牙生而长极。四八筋骨隆盛，肌肉满壮。五八肾气衰，发堕齿槁。六八阳气衰竭于上，面焦，发鬓颁白。七八肝气衰，筋不能动。八八天癸竭，精少，肾脏衰，形体皆极，则齿发去。肾者主水，受五脏六腑之精而藏之，故五脏盛，乃能泻。今五脏皆衰，筋骨解堕，天癸尽矣，故发鬓白，身体重，行步不正，而无子耳。

帝曰：有其年已老而有子者，何也？

岐伯曰：此其天寿过度，气脉常通，而肾气有余也。此虽有子，男不过尽八八，女不过尽七七，而天地之精气皆竭矣。

帝曰：夫道者，年皆百数，能有子乎？

岐伯曰：夫道者，能却老而全形，身年虽寿，能生子也。

黄帝曰：余闻上古有真人者，提挈天地，把握阴阳，呼吸精气，独立守神，肌肉若一，故能寿敝天地，无有终时，此其道生。

中古之时，有至人者，淳德全道，和于阴阳，调于四时，去世离俗，积精全神，游行天地之间，视听八达之外，此盖益其寿命而强者也，亦归于真人。

其次有圣人者，处天地之和，从八风之理，适嗜欲于世俗之间，无恚嗔之心，行不欲离于世，被服章，举不欲观于俗，外不劳形于事，内无思想之患，以恬愉为务，以自得为功，形体不敝，精神不散，亦可以百数。

其次有贤人者，法则天地，象似日月，辨列星辰，逆从阴阳，分别四时，将从上古，合同于道，亦可使益寿而有极时。

# 【译文】

从前的黄帝，生来十分聪明，很小的时候就善于言谈，幼年时对周围事物领会得很快，长大之后，既敦厚又勤勉，及至成年之时，登上了天子之位。他曾向岐伯问道：我听说上古时候的人，年龄都能超过百岁，动作不显衰老；现在的人，年龄刚至半百，而动作就衰弱无力了，这是由于时代不同所造成的呢？还是因为今天的人们不会养生所造成的呢？

岐伯回答说：上古时代的人，懂得养生之道，能够取法于天地阴阳自然变化之理而加以适应，调和养生的方法，使之达到正确的标准。饮食有所节制，作息有一定规律，既不妄事操劳，又避免过度房事，所以能够形神俱旺，协调统一，活到上天赋予的年龄，超过百岁才离开人世。现在的人就不是这样了，把酒当水浆，滥饮无度，使反常的生活成为习惯，醉酒行房，因恣情纵欲而使阴精竭绝，因满足嗜好而使真气耗散，不知谨慎地保持精气的充满，不善于统驭精神，而专求心志的一时之快，违逆人生乐趣，起居作息，毫无规律，所以到半百之年就衰老了。

岐伯继续说：古代深懂养生之道的圣人在教导普通人的时候，总要讲到：对虚邪贼风等致病因素，应及时避开，心情要清静安闲，排除杂念妄想，以使真气顺畅，精神守持于内，这样，疾病就无从发生。因此，人们就可以心志安闲，少有欲望，情绪安定而没有焦虑，形体劳作而不使疲倦，真气因而调顺，各人都能随其所欲而满足自己的愿望。人们无论吃什么食物都觉得甘美，随便穿什么衣服也都感到满意，大家喜爱自己的风俗习尚，愉快地生活，社会地位无论高低，都不相倾慕，所以这些人称得上朴实无华。因而任何不正当的嗜欲都不会引起他们的注意，任何淫乱邪僻的事物也都不能惑乱他们的心志。无论愚笨的，聪明的，能力大的还是能力小的，都不因为外界事物的变化而动心焦虑，所以符合养生之道。他们之所以能够年龄超过百岁而动作不显衰老，正是由于领会和掌握了修身养性的方法而身体不被内外邪气干扰危害所致。

黄帝问：人年纪老的时候，不能生育子女，是由于精力衰竭了呢？还是受自然规律的限制呢？

岐伯说：女子到了七岁，肾气旺盛起来，乳齿更换，头发开始茂盛。十四岁时，天癸产生，任脉通畅，太冲脉旺盛，月经按时来潮，具备了生育子女的能力。二十一岁时，肾气充满，智齿生长，而身体极盛。二十八岁时，筋骨强健有力，头发的生长达到最茂盛的阶段，此时身体最为强壮。三十五岁时，阳明经脉气血逐渐衰弱，面部开始憔悴，头发也开始脱落。四十二岁时，三阳经脉气血衰弱，面部憔悴无华，头发开始变白。四十九岁时，任脉气血虚弱，太冲脉气血也衰减了，天癸枯竭，月经断绝，所以形体衰老，失去了生育能力。男子到了八岁，肾气充实起来，头发开始茂盛，乳齿也更换了。十六岁时，肾气旺盛，天癸产生，精气满溢而能外泻，两性交合，就能生儿育女。二十四岁时，肾气充满，筋骨强健有力，智齿生长，牙齿长全。三十二岁时，筋骨丰隆盛实，肌肉亦丰满健壮。四十岁时，肾气衰退，头发开始脱落，牙齿开始枯槁。四十八岁时，上部阳气逐渐衰竭，面部憔悴无华，头发和两鬓花白。五十六岁时，肝气衰弱，筋脉活动不能灵活自如。六十四岁时，天癸枯竭，精气少，肾脏衰，牙齿头发脱落，形体衰疲。肾主水，接受其他各脏腑的精气加以贮藏，所以五脏功能旺盛，肾脏才能外泻精气。现在年老，五脏功能都已衰退，筋骨懈惰无力，天癸已竭。所以发鬓都变白，身体沉重，步伐不稳，就不能生育子女了。

黄帝问：有的人年纪已老，仍然生育，是什么道理呢？

岐伯说：这是他天赋的精力超过常人，气血经脉保持畅通，肾气有余的缘故。这种人虽有生育能力，但男子一般不超过六十四岁，女子一般不超过四十九岁，届时精气都枯竭了。

黄帝说：掌握养生之道的人，年龄都可以达到一百岁左右，还能生育吗？

岐伯说：掌握养生之道的人，能防止衰老而保全形神，虽然年高，仍能生育子女。

黄帝说：我听说上古时代有称为真人的人，掌握了天地的阴阳变化规律，能够调节呼吸，吸收精纯的清气，超然独处，令精神守持于内，锻炼身体，使筋骨肌肉与整个身体达到高度的协调，所以他的寿命同于天地而没有终了的时候，这是他修道养生的结果。

中古的时候，有称为至人的人，具有淳厚的道德，能全面地掌握养生之道，和调于阴阳四时的变化，离开世俗社会生活的干扰，积蓄精气，集中精神，使其远驰于广阔的天地自然之中，让视觉和听觉的注意力守持于八方之外，这是他延长寿命和强健身体的方法，这种人也可以归属真人的行列。

其次有称为圣人的人，能够安处于天地自然的正常环境之中，顺从八风的活动规律，使自己的嗜欲同世俗社会相应，没有恼怒怨恨之情，行为不离开世俗的一般准则，穿着普通的衣服，举动也没有炫耀于世俗的地方。在外，他不使形体因为事物而劳累；在内，没有任何思想负担，以安静、愉快为目的，以悠然自得为满足，所以他的形体不易衰惫，精神不易耗散，寿命也可达到百岁左右。

其次有称为贤人的人，能够依据天地的变化，日月的升降，星辰的位置，以顺从阴阳的消长和适应四时的变迁，追随上古真人，使生活符合养生之道，这样的人也能增益寿命，但有终结的时候。

# 四气调神大论篇第二

**【提要】**

说明适应四时气候变化的规律是预防疾病的关键。

春三月，此谓发陈。天地俱生，万物以荣。夜卧早起，广步于庭，被发缓形，以使志生；生而勿杀，予而勿夺，赏而勿罚，此春气之应，养生之道也。逆之则伤肝，夏为寒变，奉长者少。

夏三月，此谓蕃秀。天地气交，万物华实，夜卧早起，无厌于日，使志无怒，使华英成秀，使气得泄，若所爱在外，此夏气之应，养长之道也。逆之则伤心，秋为痎疟，奉收者少，冬至重病。

秋三月，此谓容平。天气以急，地气以明。早卧早起，与鸡俱兴，使志安宁，以缓秋刑；收敛神气，使秋气平，无外其志，使肺气清，此秋气之应，养收之道也。逆之则伤肺，冬为飧泄，奉藏者少。

冬三月，此谓闭藏。水冰地坼，无扰乎阳。早卧晚起，必待日光，使志若伏若匿，若有私意，若已有得，去寒就温，无泄皮肤，使气亟夺，此冬气之应，养藏之道也。逆之则伤肾，春为痿厥，奉生者少。

天气，清净光明者也，藏德不止，故不下也。天明则日月不明，邪害空窍。阳气者闭塞，地气者冒明。云雾不精，则上应白露不下。交通不表，万物命故不施，不施则名木多死。恶气不发，风雨不节，白露不下，则菀槁不荣。贼风数至，暴雨数起，天地四时不相保，与道相失，则未央绝灭。唯圣人从之，故身无奇病，万物不失，生气不竭。

逆春气，则少阳不生，肝气内变。逆夏气，则太阳不长，心气内洞。逆秋气，则太阴不收，肺气焦满。逆冬气，则少阴不藏，肾气独沉。夫四时阴阳者，万物之根本也。所以圣人春夏养阳，秋冬养阴，以从其根，故与万物沉浮于生长之门。逆其根，则伐其本，坏其真矣。故阴阳四时者，万物之终始也，死生之本也。逆之则灾害生，从之则苛疾不起，是谓得道。道者，圣人行之，愚者佩之。从阴阳则生，逆之则死，从之则治，逆之则乱。反顺为逆，是谓内格。

是故圣人不治已病治未病，不治已乱治未乱，此之谓也。夫病已成而后药之，乱已成而后治之，譬犹渴而穿井，斗而铸兵，不亦晚乎？

## 【译文】

春季的三个月，谓之发陈，是推陈出新，生命萌发的时节。天地自然，都富有生气，万物显得欣欣向荣。此时，人们应该入夜即睡眠，早早起床，披散开头发，解开衣带，使形体舒缓，放宽步子，在庭院中漫步，使精神愉快，胸怀开畅，保持万物的生机。不要滥行杀伐，多施与，少敛夺，多奖励，少惩罚，这是适应春季的时令，保养生发之气的方法。如果违逆了春生之气，便会损伤肝脏，使提供给夏长之气的条件不足，到夏季就会发生寒性病变。

夏季的三个月，谓之蕃秀，是自然界万物繁茂秀美的时节。此时，天气下降，地气上腾，天地之气相交，植物开花结果，长势旺盛，人们应该再晚些睡眠，早早起身，不要厌恶长日，情志应保持愉快，切勿发怒，要使精神之英华适应夏气以成其秀美，使气机宣畅，通泄自如，精神外向，对外界事物有浓厚的兴趣。这是适应夏季的气候，保护长养之气的方法。如果违逆了夏长之气，就会损伤心脏，使提供给秋收之气的条件不足，到秋天容易发生疟疾，冬天再次发生疾病。

秋季的三个月，谓之容平，自然景象因万物成熟而平定收敛。此时，天高风急，地气清肃，人应早睡早起，和鸡的活动时间相仿，以保持神志的安宁，减缓秋季肃杀之气对人的影响；收敛神气，以适应秋季容平的特征，不使神思外驰，以保持肺气的清肃功能，这就是适应秋令的特点而保养人体收敛之气的方法。若违逆了秋收之气，就会伤及肺脏，使提供给冬藏之气的条件不足，冬天就要发生飧泄病。

冬天的三个月，谓之闭藏，是生机潜伏，万物蛰藏的时节。此时，水寒成冰，大地龟裂，人应该早睡晚起，待到日光照耀时起床才好，不要轻易地扰动阳气，妄事操劳，要使神气深藏于内，安静自若，好像有个人的隐秘，严守而不外泄，又像得到了渴望得到的东西，把它秘藏起来一样；要躲避寒冷，接近温暖，不要使皮肤开泄而令阳气不断地损失，这是适应冬季的气候而保养人体闭藏机能的方法。违背了冬季的闭藏之气，就要损伤肾脏，使提供给春生之气的条件不足，春天就会发生痿厥之疾。

天气，是清净光明的，蕴藏其德，运行不止，由于天不暴露自己的光明德泽，所以永远保持它内蕴的力量而不会下泄。如果天气阴霾晦暗，就会出现日月昏暗，阴霾邪气侵害山川，阳气闭塞不通，大地昏蒙不明，云雾弥漫，日色无光，相应的雨露不能下降。天地之气不变，万物的生命就不能绵延。生命不能绵延，自然界高大的树木也会死亡。恶劣的气候发作，风雨无时，雨露当降而不降，草木不得滋润，生机郁塞，茂盛的禾苗也会枯槁不荣。贼风频频而至，暴雨不时而作，天地四时的变化失去了秩序，违背了正常的规律，致使万物的生命未及一半就夭折了。只有圣人能适应自然变化，注重养生之道，所以身无大病，因不背离自然万物的发展规律，而生机不会竭绝。

违逆了春生之气，少阳就不生发，以致肝气内郁而发生病变。违逆了夏长之气，太阳就不能盛长，以致心气内虚。违逆了秋收之气，太阴就不能收敛，以致肺热燥焦而胀满。违逆了冬藏之气，少阴就不能潜藏，以致肾气不蓄，出现注泄等疾病。四时阴阳的变化，是万物生命的根本，所以圣人在春夏季节保养阳气以适应生长的需要，在秋冬季节保养阴气以适应收藏的需要，顺从了生命发展的根本规律，就能与万物一样，在生、长、收、藏的生命过程中运动发展。如果违逆了这个规律，就会戕伐生命力，破坏真元之气。因此，阴阳四时是万物的始终，是盛衰存亡的根本，违逆了它，就会产生灾害，顺从了它，就不会发生重病，这样便可谓懂得了养生之道。对于养生之道，圣人能够加以奉行，愚人则时常有所违背。顺从阴阳的消长，就能生存，违逆了就会死亡。顺从了它，就会正常，违逆了它，就会混乱。相反，如背道而行，就会使机体与自然界相格拒。

所以圣人不等病已发生再治，而是预防在疾病发生之前，如同不等到乱事已发生再去治理，而是治理在它发生之前。如果疾病已发生，然后再去治疗，乱子已经形成，然后再去治理，那就如同临渴而掘井，战乱发生了再去制造兵器，那不是太晚了吗？

# 生气通天论篇第三

【提要】

论人身阳气的重要性。

阳气者，若天与日，失其所，则折寿而不彰。故天运当以日光明，是故阳因而上，卫外者也。

因于寒，欲如运枢，起居如惊，神气乃浮。因于暑，汗，烦则喘喝，静则多言，体若燔炭，汗出而散。因于湿，首如裹，湿热不攘，大筋软短，小筋弛长，软短为拘，弛长为痿。因于气，为肿，四维相代，阳气乃竭。

阳气者，烦劳则张，精绝，辟积于夏，使人煎厥。目盲不可以视，耳闭不可以听，溃溃乎若坏都，汩汩乎不可止。阳气者，大怒则形气绝，而血菀于上，使人薄厥。有伤于筋，纵其若不容。汗出偏沮，使人偏枯。汗出见湿，乃生痤痱。高梁之变，足生大疔，受如持虚。劳汗当风，寒薄为皶，郁乃痤。

阳气者，精则养神，柔则养筋。开阖不得，寒气从之，乃生大偻，陷脉为瘘，留连肉腠，俞气化薄，传为善畏，及为惊骇，营气不从，逆于肉理，乃生痈肿。魄汗未尽，形弱而气烁，穴俞以闭，发为风疟。故风者，百病之始也，清静则肉腠闭拒，虽有大风苛毒，弗之能害，此因时之序也。故病久则传化，上下不并，良医弗为。故阳蓄积病死，而阳气当隔，隔者当泻，不亟正治，粗乃败之。

故阳气者，一日而主外：平旦人气生，日中而阳气隆，日西而阳气已虚，气门乃闭。是故暮而收拒，无扰筋骨，无见雾露，反此三时，形乃困薄。

## 【译文】

人身的阳气，如天上的太阳一样重要，假若阳气失去了正常的位次而不能发挥其重要作用，人就会减损寿命或夭折，生命机能亦暗弱不足。天体的正常运行，是因太阳的光明普照而显现出来，而人的阳气也应在上，并起到保护身体，抵御外邪的作用。

因于寒，阳气应如门轴在门臼中运转一样活动于体内。若起居猝急，扰动阳气，则易使神气外越。因于暑，则汗多烦躁，喝喝而喘，安静时多言多语。若身体发高热，则像炭火烧灼一样，一经出汗，热邪就能散去。因于湿，头部像有物蒙裹一样沉重。若湿热相兼而不得排除，则伤害大小诸筋，而出现短缩或弛纵，短缩的造成拘挛，弛纵的造成痿弱。因于风，可致浮肿。邪气渐盛，正气浸微，筋骨血肉，互相代负，气不宣通，就会使阳气倾竭。

在人体烦劳过度时，阳气就会亢盛而外张，使阴精逐渐耗竭。如此多次重复，阳愈盛而阴愈亏，到夏季暑热之时，便易使人发生煎厥病，发作的时候眼睛昏蒙看不见东西，耳朵闭塞听不到声音，昏乱之势就像都城崩毁，急流奔泻一样不可收拾。人的阳气，在大怒时就会上逆，血随气升而淤积于上，与身体其他部位阻隔不通，使人发生薄厥。若伤及诸筋，使筋弛纵不收，而不能随意运动。经常半身出汗，可以演变为半身不遂。出汗的时候，遇到湿邪阻遏就容易发生小的疮疖和痱子。经常吃肥肉精米厚味，足以导致发生疔疮，患病很容易，就像以空的容器接受东西一样。在劳动汗出时遇到风寒之邪，迫聚于皮腠形成粉刺，郁积化热而成疮疖。

人的阳气，既能养神而使精神慧爽，又能养筋而使诸筋柔韧。汗孔的开闭调节失常，寒气就会随之侵入，损伤阳气，以致筋失所养，造成身体俯曲不伸。寒气深陷脉中，留连肉腠之间，气血不通而郁积，久而成为疮瘘。从俞穴侵入的寒气内传而迫及五脏，损伤神志，就会出现恐惧和惊骇的症象。由于寒气的稽留，营气不能顺利地运行，阻逆于肌肉之间，就会发生痈肿。汗出未止的时候，形体与阳气都受到一定的削弱，若风寒内侵，俞穴闭阻，就会发生风疟。风是引起各种疾病的起始原因，而只要人体保持精神的安定和劳逸适度等养生的原则，那么，肌肉腠理就会密闭而有抗拒外邪的能力，虽有大风苛毒的侵染，也不能伤害，这正是循着时序的变化规律保养生气的结果。病久不愈，邪留体内，则会内传并进一步演变，到了上下不通、阴阳阻隔的时候，虽有良医，也无能为力了。所以阳气蓄积，郁阻不通时，也会致死。对于这种阳气蓄积，阻隔不通者，应采用通泻的方法治疗，如不迅速正确施治，而被粗疏的医生所误，就会导致死亡。

人体的阳气，白天主司体表：清晨的时候，阳气开始活跃，并趋向于外；中午时，阳气达到最旺盛的阶段；太阳偏西时，体表的阳气逐渐虚少，汗孔也开始闭合。所以到了晚上，阳气收敛，拒守于内，这时不要扰动筋骨，也不要接近雾露。如果违反了一天之内这三个时间的阳气活动规律，形体被邪气侵扰就会困乏而衰薄。

## 【提要】

饮食五味对人体五脏的影响。

阴之所生，本在五味；阴之五宫，伤在五味。是故味过于酸，肝气以津，脾气乃绝。味过于咸，大骨气劳，短肌，心气抑。味过于甘，心气喘满，色黑，肾气不衡。味过于苦，脾气不濡，胃气乃厚。味过于辛，筋脉沮弛，精神乃央。是故谨和五味，骨正筋柔，气血以流，腠理以密，如是则骨气以精。谨道如法，长有天命。

## 【译文】

　　阴精的产生，来源于饮食五味。储藏阴精的五脏，也会因五味而受伤。过食酸味，会使肝气淫溢而亢盛，从而导致脾气的衰竭；过食咸味，会使骨骼损伤，肌肉短缩，心气抑郁；过食甜味，会使心气满闷，气逆作喘，颜面发黑，肾气失于平衡；过食苦味，会使脾气过燥而不濡润，从而使胃气壅滞；过食辛味，会使筋脉败坏，发生弛纵，精神受损。因此谨慎地调和五味，会使骨骼强健，筋脉柔和，气血通畅，腠理致密，这样，骨气就精强有力。所以重视养生之道，并且依照正确的方法加以实行，就会长期保有天赋的生命力。

# 金匮真言论篇第四

【提要】

说明四时气候与五脏的关系，阐述季节性的多发病。

黄帝问曰：天有八风，经有五风，何谓？

岐伯对曰：八风发邪，以为经风，触五脏，邪气发病。所谓得四时之胜者，春胜长夏，长夏胜冬，冬胜夏，夏胜秋，秋胜春，所谓四时之胜也。

东风生于春，病在肝，俞在颈项。南风生于夏，病在心，俞在胸胁。西风生于秋，病在肺，俞在肩背。北风生于冬，病在肾，俞在腰股。中央为土，病在脾，俞在脊。

故春气者，病在头。夏气者，病在脏。秋气者，病在肩背。冬气者，病在四支。

故春善病鼽衄，仲夏善病胸胁，长夏善病洞泄寒中，秋善病风疟，冬善病痹厥。

故冬不按蹻，春不鼽衄，春不病颈项，仲夏不病胸胁，长夏不病洞泄寒中，秋不病风疟，冬不病痹厥，飧泄而汗出也。

夫精者，身之本也，故藏于精者，春不病温；夏暑汗不出者，秋成风疟。此平人脉法也。

【译文】

黄帝问道：自然界有八风，人的经脉病变又有五风的说法，这是怎么回事呢?

岐伯答说:自然界的八风是外部的致病邪气,它侵犯经脉,产生经脉的风病,风邪还会继续循经脉而侵害五脏,使五脏发生病变。一年的四个季节,有相克的关系,如春胜长夏,长夏胜冬,冬胜夏,夏胜秋,冬胜春,某个季节出现了克制它的季节气候,这就是所谓四时相胜。

东风生于春季,病多发生在肝,肝的经气输注于颈项。南风生于夏季,病多发生于心,心的经气输注于胸胁。西风生于秋季,病多发生在肺,肺的经气输注于肩背。北风生于冬季,病多发生在肾,肾的经气输注于腰股。长夏季节和中央的方位属于土,病多发生在脾,脾的经气输注于脊。

所以春季邪气伤人,多病在头部;夏季邪气伤人,多病在心;秋季邪气伤人,多病在肩背;冬季邪气伤人,多病在四肢。

春天多发生鼽衄,夏天多发生在胸胁方面的疾患,长夏多发生洞泄等里寒症,秋天多发生风疟,冬天多发生痹厥。

如果冬天不进行按蹻等扰动阳气的活动,来年春天就不会发生鼽衄和颈项部位的疾病,夏天就不会发生胸胁的疾患,长夏季节就不会发生洞泄一类的里寒病,秋天就不会发生风疟病,冬天也不会发生痹厥、飧泄、汗出过多等病症。

精是人体的根本,所以阴精内藏而不妄泄,春天就不会得温热病。夏暑阳盛,如果不能排汗散热,到秋天就会酿成风疟病。这是诊察普通人四时发病的一般规律。

# 阴阳应象大论篇第五

## 【提要】

论调摄阴阳对养生的意义。

帝曰：法阴阳奈何？

岐伯曰：阳胜则身热，腠理闭，喘粗为之俯仰，汗不出而热，齿干以烦冤，腹满死，能冬不能夏。阴胜则身寒，汗出，身常清，数栗而寒，寒则厥，厥则腹满死，能夏不能冬。此阴阳更胜之变，病之形能也。

帝曰：调此二者奈何？

岐伯曰：能知七损八益，则二者可调。不知用此，则早衰之节也。年四十，而阴气自半也，起居衰矣；年五十，体重，耳目不聪明矣；年六十，阴痿，气大衰，九窍不利，下虚上实，涕泣俱出矣。故曰：知之则强，不知则老，故同出而名异耳。智者察同，愚者察异，愚者不足，智者有余；有余则耳目聪明，身体轻强，老者复壮，壮者益治，是以圣人为无为之事，乐恬憺之能，从欲快志于虚无之守，故寿命无穷，与天地终。此圣人之治身也。

## 【译文】

黄帝说：如何事法于阴阳的法则？

岐伯说：如阳气太过，则身体发热，腠理紧闭，气粗喘促，呼吸困难，身体亦为之俯仰摆动，无汗发热，牙齿干燥，烦闷，如见腹部胀满，是死症，这是属于阳性之病，冬天尚能支持，夏天就不能耐受了。阴气胜则身发寒而汗多，或身体常觉冷而不时战栗发寒，甚至手足厥逆，至而腹部胀满，是死症，这是属于阴性的病，夏天尚能支持，冬天就不能耐受了。这就是阴阳互相胜负变化表现的病态。

黄帝问道：调摄阴阳的办法怎样？

岐伯说：如果懂得了七损八益的养生之道，则人身的阴阳就可以调摄，如其不懂得这些道理，就会发生早衰现象。一般的人，年到四十，阴气已经自然地衰减一半了，其起居动作，亦渐渐衰退；到了五十岁，身体觉得沉重，耳目也不够聪明了；到了六十岁，阴气萎弱，肾气大衰，九窍不能通利，出现下虚上实的现象，会常常流着眼泪鼻涕。所以说：知道调摄的人身体就强健，不知道调摄的人身体就容易衰老；本来是同样的身体，结果却出现了强弱不同的两种情况。懂得养生之道的人，能够注意共有的健康本能；不懂得养生之道的人，只知道强弱的异形。不善于调摄的人，常感不足，而重视调摄的人，就常能有余；有余则耳目聪明，身体轻强，即使已经年老，亦可以身体强壮，当然本来强壮的就更好了。所以圣人不做勉强的事情，不胡思乱想，有乐观愉快的旨趣，常使心旷神怡，保持着宁静的生活，所以能够寿命无穷，尽享天年。这是圣人保养身体的方法。

# 灵兰秘典论篇第八

**【提要】**

阐述人体六脏六腑的功能特点。

黄帝问曰：愿闻十二脏之相使，贵贱何如？

岐伯对曰：悉乎哉问也！请遂言之。心者，君主之官，神明出焉。肺者，相傅之官，治节出焉。肝者，将军之官，谋虑出焉。胆者，中正之官，决断出焉。膻中者，臣使之官，喜乐出焉。脾胃者，仓廪之官，五味出焉。大肠者，传道之官，变化出焉。小肠者，受盛之官，化物出焉。肾者，作强之官，伎巧出焉。三焦者，决渎之官，水道出焉。膀胱者，州都之官，津液藏焉，气化则能出矣。凡此十二官者，不得相失也。故主明则下安，以此养生则寿，殁世不殆，以为天下则大昌。主不明则十二官危，使道闭塞而不通，形乃大伤，以此养生则殃，以为天下者，其宗大危，戒之戒之！

至道在微，变化无穷，孰知其原？窘乎哉！肖者瞿瞿，孰知其要！闵闵之当，孰者为良！恍惚之数，生于毫氂之数，起于度量，千之万之，可以益大，推之大之，其形乃制。

黄帝曰：善哉！余闻精光之道，大圣之业，而宣明大道，非斋戒择吉日，不敢受也。黄帝乃择吉日良兆，而藏灵兰之室，以传保焉。

## 【译文】

黄帝问道：我想听你谈一下人体六脏六腑这十二个器官的职责分工，高低贵贱是怎样的呢？

岐伯回答说：你问得真详细呀！请让我谈谈这个问题。心，主宰全身，是君主之官，人的精神意识思维活动都由此而出。肺，是相傅之官，犹如相傅辅佐着君主，因主一身之气而调节全身活动。肝，主怒，像将军一样地勇武，称为将军之官，谋略由此而出。胆，像刚正不阿的先锋官，掌管着决断行动。膻中，围护着心而接受命令，是臣使之官，心志的喜乐，靠它传布出来。脾和胃司饮食的受纳和布化，是仓廪之官，五味的营养靠它们的作用而得以消化、吸收和运输。大肠是传导之官，它能传送食物的糟粕，使其变化为粪便排出体外。小肠是受盛之官，它承受胃中下行的食物而进一步分化清浊。肾，是作强之官，它能够使人发挥强力而产生各种伎巧。三焦，是决渎之官，它能够通行水道。膀胱是州都之官，蓄藏津液，通过气化作用，方能排出尿液。以上这十二官，虽有分工，但其作用应该协调而不能相互脱节。所以君主如果明智顺达，则下属也会安定正常，用这样的道理来养生，就可以使人长寿，终生不会发生危殆，用来治理天下，就会使国家昌盛繁荣。君主如果不能明智顺达，那么，包括其本身在内的十二官就要发生危险，各器官发挥正常作用的途径闭塞不通，形体就要受到严重伤害。在这种情况下，谈养生续命是不可能的，只会招致灾殃，缩短寿命。同样，以君主之昏聩不明来治理天下，那政权就危险难保了，千万要警惕再警惕呀！

至深的道理是微妙难测的，其变化也没有穷尽，谁能清楚地知道它的本源！实在是困难得很呀！有学问的人勤勤恳恳地探讨研究，可是谁知道它的要妙之处？那些道理暗昧难明，就像被遮蔽着，怎能了解到它的精华是什么？那似有若无的数量，是产生于毫的微小数目，而毫釐也是起于更小的度量，只不过把它们千万倍地积累扩大，推衍增益，才演变成了形形色色的世界。

黄帝说：好啊！我听了精纯明彻的道理，这真是大圣人建立事业的基础，对于这宣畅明白的宏大理论，如果不专心修省而选择吉祥的日子，实在不敢接受它。于是，黄帝就选择有良好预兆的吉日，把这些著作珍藏在灵台兰室，保存起来，以便流传后世。

# 五脏生成篇第十

## 【提要】

论五脏与人体表象的关系，说明五味、五色、五脉与五脏之间的相互关系。

是故多食咸，则脉凝涩而变色；多食苦，则皮槁而毛拔；多食辛，则筋急而爪枯；多食酸，则肉胝䐜而唇揭；多食甘，则骨痛而发落，此五味之所伤也。故心欲苦，肺欲辛，肝欲酸，脾欲甘，肾欲咸，此五味之所合也。

五脏之气，故色见青如草兹者死，黄如枳实者死，黑如炲者死，赤如衃血者死，白如枯骨者死，此五色之见死也。

青如翠羽者生，赤如鸡冠者生，黄如蟹腹者生，白如豕膏者生，黑如乌羽者生，此五色之见生也。生于心，如以缟裹朱；生于肺，如以缟裹红；生于肝，如以缟裹绀；生于脾，如以缟裹栝楼实；生于肾，如以缟裹紫，此五脏所生之外荣也。

色味当五脏：白当肺、辛，赤当心、苦，青当肝、酸，黄当脾、甘，黑当肾、咸。故白当皮，赤当脉，青当筋，黄当肉，黑当骨。

诸脉者，皆属于目；诸髓者，皆属于脑；诸筋者，皆属于节；诸血者，皆属于心；诸气者，皆属于肺。此四支八谿之朝夕也。

故人卧血归于肝，肝受血而能视，足受血而能步，掌受血而能握，指受血而能摄。卧出而风吹之，血凝于肤者为痹，凝于脉者为泣，凝于足者为厥。此三者，血行而不得反其空，故为痹厥也。人有大谷十二分，小谿三百五十四名，少十二俞，此皆卫气之所留止，邪气之所客也，针石缘而去之。

诊病之始，五决为纪。欲知其始，先建其母。所谓五决者，五脉也。是以头痛巅疾，下虚上实，过在足少阴、太阳，甚则入肾。徇蒙招尤，目冥耳聋，下实上虚，过在足少阳、厥阴，甚则入肝。腹满䐜胀，支膈胠胁，下厥上冒，过在足太阴、阳明。咳嗽上气，厥在胸中，过在手阳明、太阴。心烦头痛，病在膈中，过在手太阳、少阴。

夫脉之小、大、滑、涩、浮、沉，可以指别；五脏之象，可以类推；五脏相音，可以意识；五色微诊，可以目察。能合脉色，可以万全。赤，脉之至也，喘而坚，诊曰：有积气在中，时害于食，名曰心痹；得之外疾，思虑而心虚，故邪从之。白，脉之至也，喘而浮，上虚下实，惊，有积气在胸中，喘而虚，名曰肺痹，寒热；得之醉而使内也。青，脉之至也，长而左右弹，有积气在心下支肤，名曰肝痹；得之寒湿，与疝同法，腰痛足清头痛。黄，脉之至也，大而虚，有积气在腹中，有厥气，名曰厥疝，女子同法；得之疾使四支，汗出当风。黑，脉之至也，上坚而大，有积气在小腹与阴，名曰肾痹；得之沐浴，清水而卧。

凡相五色之奇脉，面黄目青，面黄目赤，面黄目白，面黄目黑者，皆不死也。面青目赤，面赤目白，面青目黑，面黑目白，面赤目青，皆死也。

【译文】

所以过食咸味，则使血脉凝涩不畅，而颜面色泽发生变化。过食苦味，则使皮肤枯槁而毛发脱落。过食辛味，则使筋脉劲急而爪甲枯干。

崇文国学普及文库

24

过食酸味，则使肌肉粗厚皱缩而口唇掀揭。过食甘味，则使骨骼疼痛而头发脱落。这是偏食五味所造成的损害。所以心欲得苦味，肺欲得辛味，肝欲得酸味，脾欲得甘味，肾欲得咸味，这是五味分别与五脏之气相合的对应关系。

面色出现青如死草，枯暗无华的，为死症。出现黄如枳实的，为死症；出现黑如烟灰的，为死症。出现红如凝血的，为死症；出现白如枯骨的，为死症。这是五色中表现为死症的情况。

面色青如翠鸟的羽毛，主生；红如鸡冠的，主生；黄如蟹腹的，主生；白如猪脂的，主生；黑如乌鸦毛的，主生。这是五色中表现有生机而预后良好的情况。心有生机，其面色就像细白的薄绢裹着朱砂；肺有生机，面色就像细白的薄绢裹着粉红色的丝绸；肝有生机，面色就像细白的薄绢裹着天青色的丝绸；脾有生机，面色就像细白的薄绢裹着栝楼实；肾有生机，面色就像细白的薄绢裹着紫色的丝绸。这些都是五脏的生机显露于外的荣华。

色、味与五脏相应：白色和辛味应于肺，赤色和苦味应于心，青色和酸味应于肝，黄色和甘味应于脾，黑色和咸味应于肾。因五脏外合五体，所以白色应于皮，赤色应于脉，青色应于筋，黄色应于肉，黑色应于骨。

各条脉络，都属于目，而诸髓都属于脑，诸筋都属于骨节，诸血都属于心，诸气都属于肺。同时，气血的运行则朝夕来往，不离于四肢八谿的部位。

所以当人睡眠时，血归藏于肝，肝得血而濡养于目，则能视物；足得血之濡养，就能行走；手掌得血之濡，就能握物；手指得血之濡养，就能拿取。如果刚刚睡醒就外出受风，血液的循行就要凝滞，凝于肌肤的，发生痹症；凝于经脉的，发生气血运行的滞涩；凝于足部的，该部发生厥冷。这三种情况，都是由于气血的运行不能返回组织间隙的孔穴处，所以造成痹厥等症。全身有大谷十二处，小谿三百五十四处，这里面减除了十二脏腑各自的俞穴数目。这些都是卫气留止的地方，也是邪气客居之所。治病时，可循着这些部位施以针石，以祛除邪气。

诊病的根本，要以五决为纲纪。想要了解疾病的关键，必先确定病变的原因。所谓五决，就是五脏之脉，以此诊病，即可决断病本的所在。比如头痛等巅顶部位的疾患，属于下虚上实的，病变在足少阴和足太阳经，病得厉害的，可内传于肾。头晕眼花，身体摇动，目暗耳聋，属下实上虚的，病变在足少阳和足厥阴经，病得厉害的，可内传于肝。腹满䐜胀，支撑胸膈胁肋，属于下部逆气上犯的，病变在足太阴和足阳明经。咳嗽气喘，气机逆乱于胸中，病变在手阳明和手太阳经。心烦头痛，胸膈不适的，病变在手太阳和手少阴经。

脉象的小、大、滑、涩、浮、沉等，可以通过手指加以鉴别；五脏功能表现于外，可以通过相类事物的比象，加以推测；五脏各自的声音，可以凭意会而识别，五色的微小变化，可以用眼睛来观察。诊病时，如能将色、脉两者合在一起进行分析，就可以万无一失了。外现赤色，脉来急疾而坚实的，可诊为邪气积聚于中脘，常表现为妨害饮食，病名叫做心痹。这种病得之于外邪的侵袭，是由于思虑过度以致心气虚弱，邪气才随之而入的。外现白色，脉来急疾而浮，这是上虚下实，故常出现惊骇，病邪积聚于胸中，迫肺而作喘，但肺气本身是虚弱的，这种病的病名叫做肺痹，它有时发寒热，常因醉后行房而诱发。青色外现，脉来长而左右搏击手指，这是病邪积聚于心下，支撑胁肋，这种病的病名叫做肝痹，多因受寒湿而得，与疝的病理相同，它的症状有腰痛、足冷、头痛等。外现黄色，而脉来虚大的，这是病邪积聚在腹中，有逆气产生，病名叫做厥疝，女子也有这种情况，多由四肢剧烈的活动，汗出当风所诱发。外现黑色，脉象坚实而大，这是病邪积聚在小腹与前阴，病名叫做肾痹，多因冷水沐浴后睡卧受凉所引起。

大凡观察五色，面黄目青、面黄目赤、面黄目白、面黄目黑的，都不会死，因面带黄色，是尚有土气。如见面青目赤、面赤目白、面青目黑、面黑目白、面赤目青的，皆为死亡之征象，因面无黄色，是土气已败。

# 异法方宜论篇第十二

**【提要】**

说明行医治病必须因人因地而宜。

黄帝问曰：医之治病也，一病而治各不同，皆愈，何也？

岐伯对曰：地势使然也。故东方之域，天地之所始生也，鱼盐之地，海滨傍水，其民食鱼而嗜咸。皆安其处，美其食。鱼者使人热中，盐者胜血，故其民皆黑色疏理，其病皆为痈疡，其治宜砭石。故砭石者，亦从东方来。

西方者，金玉之域，沙石之处，天地之所收引也。其民陵居而多风，水土刚强，其民不衣而褐荐，其民华食而脂肥，故邪不能伤其形体，其病生于内，其治宜毒药。故毒药者，亦从西方来。

北方者，天地所闭藏之域也。其地高陵居，风寒冰冽。其民乐野处而乳食，脏寒生满病，其治宜灸焫。故灸焫者，亦从北方来。

南方者，天地之所长养，阳之所盛处也。其地下，水土弱，雾露之所聚也。其民嗜酸而食胕，故其民皆致理而赤色，其病挛痹，其治宜微针。故九针者，亦从南方来。

中央者，其地平以湿，天地所以生万物也众。其民食杂而不劳，故其病多痿厥寒热，其治宜导引按蹻，故导引按蹻者，亦从中央出也。

故圣人杂合以治，各得其所宜。故治所以异而病皆愈者，得病之情，知治之大体也。

## 【译文】

黄帝问道：医生治疗疾病，同病而采取各种不同的治疗方法，但结果都能痊愈，这是什么道理？

岐伯回答说：这是因为地理形势不同，而治法各有所宜的缘故。例如东方得天地始生之气，气候温和，是出产鱼和盐的地方。由于地处海滨而接近于水，所以该地的人们多吃鱼类而喜欢咸味，他们安居在这个地方，以鱼盐为美食。但由于多吃鱼类，鱼性属火，会使人热积于中，过多地吃盐，因为咸能走血，又会耗伤血液，所以该地的人们，大都皮肤色黑，肌理松疏，该地多发痈疡之类的疾病。对其治疗，大都宜用砭石刺法。因此，砭石的治病方法，也是从东方传来的。

西方地区，是多山的旷野，盛产金玉，遍地沙石，这里的自然环境，像秋令之气，有一种收敛引急的现象。该地的人们，依山陵而住，其地多风，水土的性质又属刚强，而他们的生活，不甚考究衣服，穿毛布，睡草席，但饮食却都是鲜美酥酪骨肉之类，因此体肥，外邪不容易侵犯他们的形体，他们发病，大都属于内伤类疾病。对其治疗，宜用药物。所以药物疗法，是从西方传来的。

北方地区，自然气候如同冬天的闭藏气象，地形较高。人们依山陵而居住，经常处在风寒冰冽的环境中。该地的人们，喜好游牧生活，四野临时住宿，吃的是牛羊乳汁，因此内脏受寒，易生胀满的疾病。对其治疗，宜用艾火灸灼。所以艾火灸灼的治疗方法，是从北方传来的。

南方地区，像自然界万物长养的气候，是阳气最盛的地方，地势低下，水土薄弱，因此雾露经常聚集。该地的人们，喜欢吃酸类和腐熟的食品，其皮肤腠理致密而带红色，易发生筋脉拘急、麻木不仁等疾病。对其治疗，宜用微针针刺。所以九针的治病方法，是从南方传来的。

中央之地，地形平坦而多潮湿，物产丰富，所以人们的食物种类很多，生活比较安逸，这里发生的疾病，多是痿弱、厥逆、寒热等病，这些病的治疗，宜用导引按蹻的方法。所以导引按蹻的治法，是从中央地区推广出去的。

从以上情况来看，一个高明的医生，是能够将这许多治病的方法综合起来，根据具体情况，随机应变，灵活运用，使患者得到适宜治疗。所以治法尽管各有所不同，但结果是疾病都能痊愈。这是由于医生能够了解病情，并掌握了治疗大法的缘故。

# 移精变气论篇第十三

**【提要】**

论色脉合参对临床诊断的重要性及"神"的得失对疾病预后的意义。

帝曰：余欲临病人，观死生，决嫌疑，欲知其要，如日月光，可得闻乎？

岐伯曰：色脉者，上帝之所贵也，先师之所传也。上古使僦贷季，理色脉而通神明，合之金木水火土、四时、八风、六合，不离其常，变化相移，以观其妙，以知其要。欲知其要，则色脉是矣。色以应日，脉以应月。常求其要，则其要也。夫色之变化，以应四时之脉，此上帝之所贵，以合于神明也。所以远死而近生。生道以长，命曰圣王。

中古之治，病至而治之汤液，十日，以去八风五痹之病，十日不已，治以草苏草荄之枝，本末为助，标本已得，邪气乃服。暮世之治病也则不然，治不本四时，不知日月，不审逆从。病形已成，乃欲微针治其外，汤液治其内，粗工凶凶，以为可攻，故病未已，新病复起。

帝曰：愿闻要道。岐伯曰：治之要极，无失色脉，用之不惑，治之大则。逆从倒行，标本不得，亡神失国。去故就新，乃得真人。帝曰：余闻其要于夫子矣，夫子言不离色脉，此余之所知也。岐伯曰：治之极于一。帝曰：何谓一？岐伯曰：一者因问而得之。帝曰：奈何？岐伯曰：闭户塞牖，系之病者，数问其情，以从其意。得神者昌，失神者亡。

## 【译文】

黄帝说：我想要临诊病人，能够察其死生，决断疑惑，掌握要领，如同日月之光一样的心中明了，这种诊法可以讲给我听吗？

岐伯说：在诊法上，色和脉的诊察方法，是上帝所珍重，先师所传授的。上古有位名医叫僦贷季，他研究色和脉的道理，通达神明，能够联系到金木水火土以及四时、八风、六合，从正常的规律和异常的变化来综合分析，观察它的变化奥妙，从而知道其中的要领。我们如果要懂得这些要领，就只有研究色脉。气色是像太阳而有阴晴，脉息是像月亮而有盈亏，从色脉中得其要领，正是诊病的重要关键。而气色的变化，与四时的脉象是相应的，这是上古帝王所十分珍重的，若能明白原理，心领神会，便可运用无穷。所以他能从这些观察中间，掌握情况，知道去回避死亡而达到生命的安全。要能够做到这样就可以长寿，而人们亦将称奉你为"圣王"了。

中古时候的医生治病，多在疾病一发生就能及时治疗，先用汤液十天，以祛除"八风""五痹"的病邪。如果十天不愈，再用草药治疗。医生还能掌握病情，处理得当，所以邪气就被征服，疾病也就痊愈。至于后世的医生治病，就不是这样了，治病不能根据四时的变化，不知道阴阳色脉的关系，也不能辨别病情的顺逆，等到疾病已经形成了，才想用微针治其外，汤液治其内。医术浅薄、工作粗枝大叶的医生，还认为可以用攻法，不知病已形成，非攻可愈，以致原来的疾病没有痊愈，又因为治疗的错误，产生了新的疾病。

黄帝说：我愿听听有关临诊方面的重要道理。岐伯说：诊治疾病极其重要的关键在于不要搞错色脉，能够运用色脉而没有丝毫疑惑，这是临证诊治的最大原则。假使色脉的诊法不能掌握，则对病情的顺逆无从理解，而处理亦将有倒行逆施的危险。医生的认识与病情不能取得一致，这样去治病，会损害病人的精神，若用以治国，是要使国家灭亡的！因此现在的医生，赶快去掉旧习的简陋知识，钻研崭新的色脉学问，努力进取，是可以达到上古真人的地步的。黄帝道：我已听到你讲的这些重要道理，你说的主要精神是不离色脉，这是我已知道的。岐伯说：诊治疾病的主要关键，还有一个。黄帝说：是一个什么关键？岐伯说：一个关键就是从与病人的接触中问得病情。黄帝道：怎样问法？岐伯说：选择一个安静的环境，关好门窗，与病人取得密切联系，耐心细致地询问病情，务使病人毫无顾虑，尽情倾诉，从而得知其中的真情，并观察病人的神色。有神气的，预后良好；没有神气的，预后不良。

# 汤液醪醴论篇第十四

## 【提要】

阐述水肿病的病机、症状、治疗原则及治疗方法。

帝曰：其有不从毫毛而生，五脏阳以竭也。津液充郭，其魄独居，精孤于内，气耗于外，形不可与衣相保，此四极急而动中，是气拒于内，而形施于外，治之奈何？

岐伯曰：平治于权衡，去宛陈莝，微动四极，温衣，缪刺其处，以复其形。开鬼门，洁净府，精以时服，五阳已布，疏涤五脏。故精自生，形自盛，骨肉相保，巨气乃平。

## 【译文】

黄帝说：有的病不是从外表毫毛而生的，是由于五脏的阳气衰竭，以致水气充满于皮肤，而阴气独盛，阴气独居于内，则阳气更耗于外，形体浮肿，不能穿着原来的衣服，四肢肿急而影响到内脏，这是阴气格拒于内，而水气弛张于外，对这种病的治疗方法怎样呢？

岐伯说：要平复水气，当根据病情，衡量轻重，驱除体内的积水，并叫病人四肢作些轻微运动，令阳气渐次宣行，穿衣服要温暖一些，助其肌表之阳，而阴凝易散。用缪刺的方法，针刺肿处，去水以恢复原来的形态。用发汗和利小便的方法，开汗孔，泻膀胱，使阴精归于平复，五脏阳气输布，以疏通五脏的郁积。这样，精气自会生成，形体也强盛，骨骼与肌肉保持着常态，正气也就恢复正常了。

# 脉要精微论篇第十七

## 【提要】

论诊脉原理及脉象主病。

夫脉者，血之府也。长则气治，短则气病，数则烦心，大则病进，上盛则气急，下盛则气胀，代则气衰，细则气少，涩则心痛。浑浑革至如涌泉，病进而危弊；绵绵其去如弦绝，死。

## 【译文】

脉是血液会聚的所在。长脉为气血流畅和平，故为气治；短脉为气不足，故为气病；数脉为热，热则心烦；大脉为邪气方张，病势正在向前发展；上部脉盛，为邪壅于上，可见呼吸急促，喘满之症；下部脉盛，是邪滞于下，可见胀满之病；代脉为元气衰弱；细脉为正气衰少；涩脉为血少气滞，主心痛之症。脉来大而急速如泉水上涌者，为病势正在进展，且有危险；脉来隐约不现，微细无力，或如弓弦猝然断绝而去，为气血已绝，生机已断，故主死。

## 【提要】

说明五色的善恶与人体健衰的关系。

夫精明五色者，气之华也。赤欲如白裹朱，不欲如赭；白欲如鹅羽，不欲如盐；青欲如苍璧之泽，不欲如蓝；黄欲如罗裹雄黄，不欲如黄土；黑欲如重漆色，不欲如地苍。五色精微象见矣，其寿不久也。夫精明者，所以视万物，别白黑，审短长。以长为短，以白为黑，如是则精衰矣。

## 【译文】

　　精明见于目，五色现于面，这都是内脏的精气所表现出来的光华。赤色应该像帛裹朱砂一样，红润而不显露，不应该像赭石那样，色赤带紫，没有光泽；白色应该像鹅的羽毛，白而光泽，不应该像盐那样白而带灰暗色；青色应该青而明润如璧玉，不应该像蓝色那样青而带沉暗色；黄色应该像丝包着雄黄一样，黄而明润，不应该像黄土那样，枯暗无华；黑色应该像重漆之色，光彩而润，不应该像地苍那样，枯暗如尘。假如五脏真色暴露于外，这是真气外脱的现象，人的寿命也就不长了。目之精明是观察万物，分别黑白，审察长短的。若长短不明，黑白不清，这是精气衰竭的现象。

# 经脉别论篇第二十一

## 【提要】

论述了饮食的消化、吸收及输送的过程。

食气入胃，散精于肝，淫气于筋。食气入胃，浊气归心，淫精于脉；脉气流经，经气归于肺；肺朝百脉，输精于皮毛；毛脉合精，行气于腑；腑精神明，留于四脏，气归于权衡；权衡以平，气口成寸，以决死生。

饮入于胃，游溢精气，上输于脾；脾气散精，上归于肺；通调水道，下输膀胱；水精四布，五经并行，合于四时五脏阴阳，揆度以为常也。

## 【译文】

五谷入胃，其所化生的一部分精微之气输散到肝脏，再由肝将此精微之气滋养于筋。五谷入胃，其所化生的精微之气，注入于心，再由心将此精气滋养于血脉；血气流行在经脉之中，到达于肺；肺又将血气输送到全身的百脉中去，最后把精气输送到皮毛；皮毛和经脉的精气汇合，又还流归于脉；脉中精微之气，通过不断变化，周流于四脏，这些正常的生理活动，都要取决于气血阴阳平衡；气血阴阳平衡，则表现在气口的脉搏变化上，气口的脉搏，可以判断疾病的死生。

水液入胃以后，游溢布散其精气，上行输送于脾；经脾的布散转输，上归于肺；肺主清肃而司治节，肺气运行，通调水道，下输于膀胱；如此则水精四布，外而布散于皮毛，内而灌输于五脏之经脉，并能合于四时寒暑的变易和五脏阴阳的变化，作出适当的调节，这就是经脉的正常生理现象。

# 脏气法时论篇第二十二

## 【提要】

阐述五味对五脏的功用。

肝色青，宜食甘，粳米、牛肉、枣、葵皆甘。心色赤，宜食酸，小豆、犬肉、李、韭皆酸。肺色白，宜食苦，麦、羊肉、杏、薤皆苦。脾色黄，宜食咸，大豆、豕肉、栗、藿皆咸。肾色黑，宜食辛，黄黍、鸡肉、桃、葱皆辛。辛散、酸收、甘缓、苦坚、咸软。

毒药攻邪，五谷为养，五果为助，五畜为益，五菜为充。气味合而服之，以补精益气。此五者，有辛、酸、甘、苦、咸，各有所利，或散、或收、或缓、或急、或坚、或软，四时五脏，病随五味所宜也。

## 【译文】

肝合青色，宜食甘味，粳米、牛肉、枣、葵菜都是属于味甘的。心合赤色，宜食酸味，小豆、狗肉、李、韭都是属于酸味的。肺合白色，宜食苦味，小麦、羊肉、杏、薤都是属于苦味的。脾合黄色，宜食咸味，大豆、猪肉、栗、藿都是属于咸味的。肾合黑色，宜食辛味，黄黍、鸡肉、桃、葱都是属于辛味的。五味的功用：辛味能发散，酸味能收敛，甘味能缓急，苦味能坚燥，咸味能软坚。

凡毒药都是可以用来攻逐病邪，五谷用以充养五脏之气，五果帮助五谷以营养人体，五畜用以补益五脏，五菜用以充养脏腑，气味和合而服食，可以补益精气。这五类食物，各有辛、酸、甘、苦、咸的不同气味，各有利于某一脏气，或散，或收，或缓，或急，或坚，或软等，在运用的时候，要根据春、夏、秋、冬四时和五脏之气的偏盛偏衰及苦欲等具体情况，各随其所宜而用之。

# 宝命全形论篇第二十五

## 【提要】

论述针刺的关键技巧及医务工作者的临诊态度。

黄帝问曰：天覆地载，万物悉备，莫贵于人。人以天地之气生，四时之法成。君王众庶，尽欲全形，形之疾病，莫知其情，留淫日深，著于骨髓，心私虑之。余欲针除其疾病，为之奈何？

岐伯对曰：夫盐之味咸者，其气令器津泄；弦绝者，其音嘶败；木敷者，其叶发；病深者，其声哕。人有此三者，是谓坏府，毒药无治，短针无取，此皆绝皮伤肉，血气争黑。

帝曰：余念其痛，心为之乱惑，反甚其病，不可更代，百姓闻之，以为残贼，为之奈何？

岐伯曰：夫人生于地，悬命于天，天地合气，命之曰人。人能应四时者，天地为之父母。知万物者，谓之天子。天有阴阳，人有十二节；天有寒暑，人有虚实。能经天地阴阳之化者，不失四时；知十二节之理者，圣智不能欺也。能存八动之变，五胜更立，能达虚实之数者，独出独入，呿吟至微，秋毫在目。

帝曰：人生有形，不离阴阳，天地合气，别为九野，分为四时，月有小大，日有短长，万物并至，不可胜量，虚实呿吟，敢问其方？

岐伯曰：木得金而伐，火得水而灭，土得木而达，金得火而缺，水得土而绝。万物尽然，不可胜竭。故针有悬布天下者五，黔首共余食，莫知之也。一曰治神，二曰知养身，三曰知毒药为真，四曰制砭石小大，五曰知腑脏血气之诊。五法俱立，各有所先。今末世之刺也，虚者实之，满者泄之，此皆众工所共知也。若夫法天则地，随应而动，和之者若响，随之者若影，道无鬼神，独来独往。

帝曰：愿闻其道。

岐伯曰：凡刺之真，必先治神，五脏已定，九候已备，后乃存针；众脉不见，众凶弗闻，外内相得，无以形先，可玩往来，乃施于人。人有虚实，五虚勿近，五实勿远，至其当发，间不容瞬。手动若务，针耀而匀，静意视义，观适之变，是谓冥冥，莫知其形，见其乌乌，见其稷稷，从见其飞，不知其谁，伏如横弩，起如发机。

帝曰：何如而虚？何如而实？

岐伯曰：刺虚者须其实，刺实者须其虚；经气已至，慎守勿失。深浅在志，远近若一，如临深渊，手如握虎，神无营于众物。

## 【译文】

黄帝问道：天地之间，万物俱备，没有一样东西比人更宝贵了。人依靠天地之大气和水谷之精气生存，并随着四时生长收藏的规律而生活着，上至君主，下至平民，任何人都愿意保全形体的健康，但是往往有了病，却因病轻而难于察知，让病邪稽留，逐渐发展，日益深沉，乃至深入骨髓，我为之甚感忧虑。我要想解除他们的痛苦，应该怎样办才好？

岐伯回答说：比如盐味是咸的，当贮藏在器具中的时候，看到渗出水来，这就是盐气外泄；比如琴弦将要断的时候，就发出嘶败的声音；内部已溃的树木，其枝叶好像很茂盛，实际上外盛中空，极容易萎谢；人在疾病深重的时候，就会产生呃逆。人要是有了这样的现象，说明内脏已有严重的破坏，药物和针灸都失去治疗作用，因为皮肤肌肉受伤败坏，血气枯槁，就很难挽回了。

黄帝说：我很同情病人的痛苦，但思想上有些慌乱疑惑，因治疗不当反使病势加重，又没有更好的方法来替代，人们看起来，将要认为我残忍粗暴，究竟怎么好呢？

岐伯说：一个人的生活，和自然界是密切关联的。人能适应四时变迁，则自然界的一切，都成为他生命的源泉。能够知道万物生长收藏之道理的人，就有条件承受和运用万物。所以天有阴阳，人有十二经脉；天有寒暑，人有虚实盛衰。能够顺应天地阴阳的变化，不违背四时的规律，了解十二经脉的道理，就能明达事理，不会被疾病现象弄糊涂的。掌握八风的演变，五行的衰旺，通达病人虚实的变化，就一定能有独到的见解，哪怕病人的呵欠呻吟极微小的动态，也能够明察秋毫，洞明底细。

黄帝说：人生而有形体，离不开阴阳的变化，天地二气相合，从经纬上来讲，可以分为九野，从气候上来讲，可以分为四时，月行有小大，日行有短长，这都是阴阳消长变化的体现。天地间万物的生长变化更是不可胜数，根据患者微细呵欠及呻吟，就能判断出疾病的虚实变化。请问运用什么方法，能够提纲挈领，来加以认识和处理呢？

岐伯说：可以根据五行变化的道理来分析：木遇到金，就能折伐；火遇到水，就能熄灭；土被木植，就能疏松；金遇到火，就能熔化；水遇到土，就能遏止。这种变化，万物都是一样，不胜枚举。所以用针刺来治疗疾病，能够嘉惠天下人们的，有五大关键，但人们都弃余不顾，不懂得这些道理。所谓五大关键：一是要精神专一，二是要了解养身之道，三是要熟悉药物真正的性能，四是要注意制取砭石的大小，五是要懂得脏腑血气的诊断疗法。能够懂得这五项要道，就可以掌握缓急先后。近世运用针刺，一般的用补法治虚，泻法治满，这是大家都知道的。若能按照天地阴阳的道理，随机应变，那么疗效就能更好，如响应声，如影随形，医学的道理并没有什么神秘，只要懂得这些道理，就能运用自如了。

黄帝说：希望听你讲讲用针的道理。

岐伯说：凡用针的关键，必先集中思想，了解五脏的虚实，三部九候脉象的变化，然后下针。还要注意有没有真脏脉出现，五脏有无败绝现象，外形与内脏是否协调，不能单独以外形为依据，更要熟悉经脉血气往来的情况，才可施针于病人。病人有虚实之分，见到五虚，不可草率下针治疗，见到五实，不可轻易放弃针刺治疗，应该要掌握针刺的时机，不然在瞬息之间就会错过机会。针刺时手的动作要专一协调，针要洁净而均匀，平心静意，看适当的时间，观察针气所达到的变化。那血气之变化虽不可见，而气至之时，好像乌一样集合，气盛之时，好像稷一样繁茂。气之往来，正如见鸟之飞翔，而无从捉摸它形迹的起落。所以用针之法，当气未至的时候，应该留针候气，正如横弩之待发，气应的时候，则当迅速起针，正如弩箭之疾出。

黄帝说：怎样治疗虚症？怎样治疗实症？

岐伯说：刺虚症，须用补法，刺实症，须用泻法；当针下感到经气至，则应慎重掌握，不失时机地运用补泻方法。针刺无论深浅，全在灵活掌握，取穴无论远近，候针取气的道理是一样的，针刺时都必须精神专一，好像面临万丈深渊，小心谨慎，又好像手中捉着猛虎那样坚定有力，全神贯注，不为其他事物所分心。

# 通评虚实论篇第二十八

## 【提要】

说明痈肿、霍乱、惊风等疾患的针刺方法，介绍消瘅、偏枯、痿厥、黄疸、暴厥、颠狂等疾患的病因及所表现的症状。

帝曰：脉实满，手足寒，头热，何如？

岐伯曰：春秋则生，冬夏则死。脉浮而涩，涩而身有热者死。

帝曰：其形尽满何如？

岐伯曰：其形尽满者，脉急大坚，尺涩而不应也，如是者，故从则生，逆则死。

帝曰：何谓从则生，逆则死？

岐伯曰：所谓从者，手足温也；所谓逆者，手足寒也。

帝曰：乳子而病热，脉悬小者何如？

岐伯曰：手足温则生，寒则死。

帝曰：乳子中风热，喘鸣肩息者，脉何如？

岐伯曰：喘鸣肩息者，脉实大也。缓则生，急则死。

帝曰：肠澼便血，何如？

岐伯曰：身热则死，寒则生。

帝曰：肠澼下白沫，何如？

岐伯曰：脉沉则生，脉浮则死。

帝曰：肠澼下脓血，何如？

岐伯曰：脉悬绝则死，滑大则生。

帝曰：肠澼之属，身不热，脉不悬绝，何如？

岐伯曰：滑大者曰生，悬涩者曰死，以脏期之。

帝曰：癫疾何如？

岐伯曰：脉搏大滑，久自已；脉小坚急，死不治。

帝曰：癫疾之脉，虚实何如？

岐伯曰：虚则可治，实则死。

帝曰：消瘅虚实何如？

岐伯曰：脉实大，病久可治；脉悬小坚，病久不可治。

帝曰：形度，骨度，脉度，筋度，何以知其度也？（按：此节经文，有问无对，疑系错简。）

帝曰：春亟治经络，夏亟治经俞，秋亟治六腑，冬则闭塞，闭塞者，用药而少针石也。所谓少针石者，非痈疽之谓也，痈疽不得顷时回。痈不知所，按之不应手，乍来乍已，刺手太阴傍三痏，与缨脉各二。腋痈大热，刺足少阳五，刺而热不止，刺手心主三，刺手太阴经络者、大骨之会各三。暴痈筋緛，随分而痛，魄汗不尽，胞气不足，治在经俞。

腹暴满，按之不下，取手太阳经络者，胃之募也，少阴俞去脊椎三寸傍五，用员利针。霍乱，刺俞傍五，足阳明及上傍三。刺痈惊脉五，针手太阴各五，刺经，太阳五，刺手少阴经络傍者一，足阴明一，上踝五寸，刺三针。

凡治削瘅、仆击、偏枯、痿厥、气满发逆，肥贵人则高梁之疾也。隔塞，闭绝，上下不通，则暴忧之疾也。暴厥而聋，偏塞闭不通，内气暴薄也。不从内，外中风之病，故瘦留著也。跖跛，寒风湿之病也。

黄帝曰：黄疸、暴痛、癫疾、厥狂，久逆之所生也。五脏不平，六腑闭塞之所生也。头痛耳鸣，九窍不利，肠胃之所生也。

## 【译文】

黄帝说：有一种病症，脉象实满，手足寒冷，头部热的，预后又怎样呢？

岐伯说：这种病人，在春秋之时可生，若在冬夏便要死了。又一种脉象浮而涩，脉涩而身有发热的，亦死。

黄帝说：身形肿满的将会怎样呢？

岐伯说：所谓身形肿满的，脉象急而大坚，而尺肤却涩滞，与脉不相适应。像这样的病情，从则生，逆则死。

黄帝说：什么叫从则生，逆则死？

岐伯说：所谓从，就是手足温暖；所谓逆，就是手足寒冷。

黄帝说：乳子而患热病，脉象悬小，它的预后怎样？

岐伯说：手足温暖的可生，若手足厥冷，就要死亡。

黄帝说：乳子而感受风热，出现喘息有声，张口抬肩症状，它的脉象怎样？

岐伯说：感受风热而喘息有声，张口抬肩的，脉象实大。如实大中具有缓和之气的，尚有胃气，可生；要是实大而弦急，是胃气已绝，就要死亡。

黄帝说：赤痢的变化怎样？

岐伯说：痢兼发热的，则死；身寒不发热的，则生。

黄帝说：痢疾而下白沫的变化怎样？

岐伯说：脉沉则生，脉浮则死。

黄帝说：痢疾而下脓血的怎样？

岐伯说：脉悬绝者死，滑大者生。

黄帝说：痢疾病，身不发热，脉搏也不悬绝，预后如何？

岐伯说：脉搏滑大者生，脉搏悬涩者死。五脏病各以相克的时日而预测死期。

黄帝说：癫疾的变化预后怎样？

岐伯说：脉来搏而大滑，其病慢慢的会自己痊愈；要是脉象小而坚急，是不治的死症。

黄帝说：癫疾脉象虚实变化怎样？

岐伯说：脉虚的可治，脉实的主死。

黄帝说：消渴病脉象的虚实怎样？

岐伯说：脉见实大，病虽长久，可以治愈；假使脉象悬小而坚，病拖长了，那就不可治疗。

黄帝说：形度，骨度，脉度，筋度，怎样才测量得出来呢？

黄帝说：春季治病多取各经的络穴；夏季治病多取各经的俞穴；秋季治病多取六腑的合穴；冬季主闭藏，人体的阳气也闭藏在内，治病应多用药品，少用针刺砭石。但所谓少用针石，不包括痈疽等病在内，若痈疽等病，是一刻也不可徘徊迟疑的。痈毒初起，不知它发在何处，摸又摸不出，时有疼痛，此时可针刺手太阴经穴三次和颈部左右各二次。生腋痛的病人，高热，应该针足少阳经穴五次；针过以后，热仍然不退，可针手厥阴心包经穴三次，针手太阴经的络穴和大骨之会各三次。急性的痈肿，筋肉挛缩，随着痈肿的发展而疼痛加剧，痛得厉害，汗出不止，这是由于膀胱经气不足，应该刺其经的俞穴。

腹部突然胀满，按之不减，应取手太阳经的络穴，即胃的募穴和脊椎两旁三寸的少阴肾俞穴各刺五次，用员利针。霍乱，应针肾旁志室穴五次，和足阳明胃俞及胃仓穴各三次。治疗惊风，要针五条经上的穴位，取手太阴的经穴各五次，太阳的经穴各五次，手少阴通里穴旁的手太阳经支正穴一次，足阳明经之解溪穴一次，足踝上五寸的少阴经筑宾穴三次。

凡诊治消瘅、仆击、偏枯、痿厥，气粗急发喘逆等病，如肥胖权贵人患这种病，则是由于偏嗜肉食厚味所造成的。凡是郁结不舒，气粗上下不通，都是暴怒或忧郁所引起的。突然厥逆，不知人事，耳聋，大小便不通，都是因为情志骤然激荡，阳气上迫所致。有的病不从内发，而由于外中风邪，因风邪留恋不去，伏而为热，消烁肌肉，着于肌肉筋骨之间。有的两脚偏跛，是由于风寒潮湿侵袭而成的疾病。

黄帝说：黄疸、骤然的剧痛、癫疾、厥狂等症，是由于经脉之气，久逆于上而不下行所产生的。五脏不和，是六腑闭塞不通所造成的。头痛耳鸣，九窍不利，是肠胃的病变所引起的。

# 热论篇第三十一

**【提要】**

　　阐述热病的病因、症状及治疗的原则方法。

　　黄帝问曰：今夫热病者，皆伤寒之类也。或愈或死，其死皆以六、七日之间，其愈皆以十日以上者。何也？不知其解，愿闻其故。

　　岐伯对曰：巨阳者，诸阳之属也。其脉连于风府，故为诸阳主气也。人之伤于寒也，则为病热，热虽甚不死；其两感于寒而病者，必不免于死。

　　帝曰：愿闻其状。岐伯曰：伤寒一日，巨阳受之，故头项痛，腰脊强。二日阳明受之，阳明主肉，其脉挟鼻，络于目，故身热，目疼而鼻干，不得卧也。三日少阳受之，少阳主骨，其脉循胁络于耳，故胸胁痛而耳聋。三阳经络皆受其病，而未入于脏者，故可汗而已。四日太阴受之，太阴脉布胃中，络于嗌，故腹满而嗌干。五日少阴受之，少阴脉贯肾，络于肺，系舌本，故口燥舌干而渴。六日厥阴受之，厥阴脉循阴器而络于肝，故烦满而囊缩。三阴三阳、五脏六腑皆受病，荣卫不行，五脏不通，则死矣。

　　其不两感于寒者，七日巨阳病衰，头痛少愈；八日阳明病衰，身热少愈；九日少阳病衰，耳聋微闻；十日太阴病衰，腹减如故，则思饮食；十一日少阴病衰，渴止不满，舌干已而嚏；十二日厥阴病衰，囊纵，少腹微下，大气皆去，病日已矣。帝曰：治之奈何？岐伯曰：治之各通其脏脉，病日衰已矣。其未满三日者，可汗而已；

其满三日者，可泄而已。

帝曰：热病已愈，时有所遗者，何也？岐伯曰：诸遗者，热甚而强食之，故有所遗也。若此者，皆病已衰，而热有所藏，因其谷气相薄，两热相合，故有所遗也。帝曰：善。治遗奈何？岐伯曰：视其虚实，调其逆从，可使必已矣。帝曰：病热当何禁之？岐伯曰：遗热少愈，食肉则复，多食则余，此其禁也。

帝曰：其病两感于寒者，其脉应与其病形何如？岐伯曰：两感于寒者，病一日，则巨阳与少阴俱病，则头痛，口干而烦满；二日则阳明与太阴俱病，则腹满，身热，不欲食，谵言；三日则少阳与厥阴俱病，则耳聋，囊缩而厥。水浆不入，不知人，六日死。

帝曰：五脏已伤，六腑不通，营卫不行，如是之后，三日乃死，何也？岐伯曰：阳明者，十二经脉之长也。其血气盛，故不知人。三日，其气乃尽，故死矣。

凡病伤寒而成温者，先夏至日者为病温，后夏至日者为病暑。暑当与汗皆出，勿止。

## 【译文】

黄帝问道：现在所说的外感发热的疾病，都属于伤寒一类，其中有的痊愈，有的死亡。死亡的往往在六七日之间，痊愈的都在十日以上，这是什么道理呢？我不知如何解释，想听听其中的道理。

岐伯回答说：太阳经为六经之长，统摄阳分，故诸阳皆隶属于太阳。太阳的经脉连于风府，与督脉、阳维相会，循行于巅背之表，所以太阳为诸阳主气，主一身之表。人感受寒邪以后，就要发热，发热虽重，一般不会死亡；如果阴阳二经表里同时感受寒邪而发病，就难免于死亡了。

黄帝说：我想知道伤寒的症状。岐伯说：伤寒病一日，为太阳经感受寒邪，足太阳经脉从头下项，侠脊抵腰中，所以头项痛，腰脊强直不舒。二日阳明经受病，阳明主肌肉，足阳明经脉挟鼻络于目，下行入腹，所以身热目痛而鼻干，不能安卧。三日少阳经受病，少阳主骨，足少阳经脉，循胁肋而上络于耳，所以胸胁痛而耳聋。若三阳经络皆受病，尚未入里入阴的，都可以发汗而愈。四日太阴经受病，足太阴经脉散布于胃中，上络于咽，所以腹中胀满而咽干。五日少阴经受病，足少阴经脉贯肾，络肺，上系舌本，所以口燥舌干而渴。六日厥阴经受病，足厥阴经脉环阴器而络于肝，所以烦闷而阴囊收缩。如果三阴三阳经脉和五脏六腑均受病，以致营卫不能运行，五脏之气不通，人就要死亡了。

如果病不是阴阳表里两感于寒邪的，则第七日太阳病衰，头痛稍愈；八日阳明病衰，身热稍退；九日少阳病衰，耳聋将逐渐能听到声音；十日太阴病衰，腹满已消，恢复正常，而欲饮食；十一日少阴病衰，口不渴，不胀满，舌不干，能打喷嚏；十二日厥阴病衰，阴囊松弛，渐从少腹下垂。至此，大邪之气已去，病也逐渐痊愈。黄帝说：怎么治疗？岐伯说：治疗时，应根据病在何脏何经，分别予以施治，病将日渐衰退而愈。对这类病的治疗原则，一般病未满三日，而邪犹在表的，可发汗而愈；病已满三日，邪已入里的，可以泻下而愈。

黄帝说：热病已经痊愈，常有余邪不尽，是什么原因呢？岐伯说：凡是余邪不尽的，都是因为发热较重的时候强进饮食，所以有余热遗留。像这样的病，都是病势虽然已经衰退，但尚有余热蕴藏于内，如勉强病人进食，则必因饮食不化而生热，与残存的余热相薄，则两热相合，又重新发热，所以有余热不尽的情况出现。黄帝说：好。怎样治疗余热不尽呢？岐伯说：应诊察病的虚实，或补或泻，予以适当的治疗，可使其病痊愈。黄帝说：发热的病人在护理上有什么禁忌呢？岐伯说：当病人热势稍衰的时候，吃了肉食，病即复发；如果饮食过多，则出现余热不尽，这都是热病所应当禁忌的。

黄帝说：表里同伤于寒邪的两感证，其脉和症状是怎样的呢？岐伯说：阴阳两经表里同时感受寒邪的两感证，第一日为太阳与少阴两经同时受病，其症状既有太阳的头痛，又有少阴的口干和烦闷；二日为阳明与太阴两经同时受病，其症状既有阳明的身热谵言妄语，又有太阴的腹满不欲食；三日为少阳与厥阴两经同时受病，其症状既有少阳之耳聋，又有厥阴的阴囊收缩和四肢发冷。如果病势发展至水浆不入，神昏不知人的程度，到第六天便死亡了。

黄帝说：病已发展至五脏已伤，六腑不通，营卫不行，像这样的病，要三天以后死亡，是什么道理呢？岐伯说：阳明为十二经之长，此经脉的气血最盛，所以病人容易神志昏迷。三天以后，阳明的气血已经竭尽，所以就要死亡。

大凡伤于寒邪而成为温热病的，病发于夏至以前的就称之为温病，病发于夏至以后的就称之为暑病。暑病汗出，可使暑热从汗散泄，所以暑病汗出，不要制止。

# 刺热篇第三十二

## 【提要】

论述五脏热病的症状、演变、预后及针刺疗法。

肝热病者，小便先黄，腹痛多卧，身热。热争则狂言及惊，胁满痛，手足躁，不得安卧；庚辛甚，甲乙大汗，气逆则庚辛死。刺足厥阴、少阳。其逆则头痛员员，脉引冲头也。

心热病者，先不乐，数日乃热。热争则卒心痛，烦闷善呕，头痛面赤，无汗；壬癸甚，丙丁大汗，气逆则壬癸死。刺手少阴、太阳。

脾热病者，先头重，颊痛，烦心，颜青，欲呕，身热。热争则腰痛，不可用俯仰，腹满泄，两颔痛；甲乙甚，戊己大汗，气逆则甲乙死。刺足太阴、阳明。

肺热病者，先淅然厥，起毫毛，恶风寒，舌上黄，身热。热争则喘咳，痛走胸膺背，不得太息，头痛不堪，汗出而寒；丙丁甚，庚辛大汗，气逆则丙丁死。刺手太阴、阳明，出血如大豆，立已。

肾热病者，先腰痛胻痠，苦渴数饮，身热。热争则项痛而强，胻寒且痠，足下热，不欲言，其逆则项痛，员员澹澹然；戊己甚，壬癸大汗，气逆则戊己死。刺足少阴、太阳。诸汗者，至其所胜日汗出也。

肝热病者，左颊先赤；心热病者，颜先赤；脾热病者，鼻先赤；肺热病者，右颊先赤；肾热病者，颐先赤。病虽未发，见赤色者刺之，名曰治未病。热病从部所起者，至期而已；其刺之反者，三周而已；重逆则死，诸当汗者，至其所胜日，汗大出也。

诸治热病，以饮之寒水，乃刺之；必寒衣之，居止寒处，身寒而止也。

热病先胸胁痛，手足躁，刺足少阳，补足太阴，病甚者为五十九刺。热病始手臂痛者，刺手阳明、太阴，而汗出止。热病始于头首者，刺项太阳而汗出止。热病始于足胫者，刺足阳明而汗出止。热病先身重，骨痛，耳聋，好瞑，刺足少阴，病甚为之五十九刺。热病先眩冒而热，胸胁满，刺足少阴、少阳。

太阳之脉，色荣颧骨，热病也，荣未夭，曰今且得汗，待时而已。与厥阴脉争见者，死期不过三日，其热病内连肾，少阳之脉色也。少阳之脉，色荣颊前，热病也，荣未交，曰今且得汗，待时而已，与少阴脉争见者，死期不过三日。

热病气穴：三椎下间主胸中热，四椎下间主鬲中热，五椎下间主肝热，六椎下间主脾热，七椎下间主肾热，荣在骶也。项上三椎，陷者中也。颊下逆颧为大瘕，下牙车为腹满，颧后为胁痛；颊上者，鬲上也。

## 【译文】

肝脏发生热病，先出现小便黄，腹痛，多卧，身发热。当热邪入脏，与正气相争时，则狂言惊骇，胁部满痛，手足躁扰不得安卧；逢到庚辛日，则因木受金克而病重，若逢甲乙日木旺时，便大汗出而热退，将在庚辛日死亡。治疗时，应刺足厥阴肝和足少阳胆经。若肝气上逆，则见头痛眩晕，这是因热邪循肝脉上冲于头所致。

心脏发生热病，先觉得心中不愉快，数天以后始发热，当热邪入脏与正气相争时，则突然心痛，烦闷，时呕，头痛，面赤，无汗；逢到壬癸日，则因火受水克而病重，若逢丙丁日火旺时，便大汗出而热退，若邪气胜脏，病更严重将在壬癸日死亡。治疗时，应刺手少阴心和手太阳小肠经。

脾脏发生热病，先感觉头重，面颊痛，心烦，额部发青，欲呕，身热。当热邪入脏，与正气相争时，则腰痛不可以俯仰，腹部胀满而泄泻，两颌部疼痛，逢到甲乙日木旺时，则因土受木克而病重，若逢戊己日土旺时，便大汗出而热退，若邪气胜脏，病更严重，就会在甲乙日死亡。治疗时，刺足太阴脾和足阳明胃经。

肺脏发生热病，先感到体表渐渐然寒冷，毫毛竖立，畏恶风寒，舌上发黄，全身发热。当热邪入脏，与正气相争时，则气喘咳嗽，疼痛走窜于胸膺背部，不能太息，头痛得很厉害，汗出而恶寒，逢丙丁日火旺时，则因金受火克而病重，若逢庚辛日金旺时，便大汗出而热退，若邪气胜脏，病更严重，就会在丙丁日死亡。治疗时，刺手太阴肺和手阳明大肠经，刺出其血如大豆样大，则热邪去而经脉和，病可立愈。

肾脏发生热病，先觉腰痛和小腿发痠，口渴得很厉害，频频饮水，全身发热。当邪热入脏，与正气相争时，则项痛而强直，小腿寒冷痠痛，足心发热，不欲言语。如果肾气上逆，则项痛头眩晕而摇动不定，逢戊己日土旺时，则因水受土克而病重，若逢壬癸日水旺时，便大汗出而热退，若邪气胜脏，病更严重，就会在戊己日死亡。治疗时，刺足少阴肾和足太阳膀胱经。以上所说的诸脏之大汗出，都是到了各脏气旺之日，正胜邪却，即大汗出而热退病愈。

肝脏发生热病，左颊部先见赤色；心脏发生热病，额部先见赤色；脾脏发生热病，鼻部先见赤色；肺部发生热病，右颊部先见赤色；肾部发生热病，颐部先见赤色。病虽然还没有发作，但面部已有赤色出现，就应予以刺治，这叫做"治未病"。热病只在五脏色部所在出现赤色，并未见到其他症状的，为病尚轻浅，若予以及时治疗，则至其当旺之日，病即可愈；若治疗不当，应泻反补，应补反泻，就会延长病程，需通过三次当旺之日，始能病愈；若一再误治，势必使病情恶化而造成死亡。

诸脏热病应当汗出的，都是至其当旺之日，大汗出而病愈。

凡治疗热病，应在喝些清凉的饮料，以解里热之后，再进行针刺，并且要病人衣服穿得单薄些，居住于凉爽的地方，以解除表热，如此使表里热退身凉而病愈。

热病先出现胸胁痛，手足躁扰不安的，是邪在足少阳经，应刺足少阳经以泻阳分之邪，补足太阴经以培补脾土，病重的就用"五十九刺"的方法。热病先手臂痛的，是病在上而发于阳，刺手阳明、太阴二经之穴，汗出则热止。热病开始发于头部的，是太阳为病，刺足太阳经项部的穴位，汗出则热止。热病开始发于足胫部的，是病发于阳而始于下，刺足阳明经穴，汗出则热止。热病先出现身体重，骨节痛，耳聋，昏倦嗜睡的，是发于少阴的热病，刺少阴经之穴，病重的用"五十九刺"的方法。热病先出现头眩晕昏而后发热，胸胁满的，是病发于少阳，并将传入少阴，使阴阳枢机失常，刺足少阴和足少阳二经，使邪从枢转而外出。

太阳经脉之病，赤色出现于颧骨部的，这是热病，若色泽尚未暗晦，病尚轻浅，至其当旺之时，可以得汗出而病愈。若同时又见少阴经的脉证，此为木盛水衰的死证，死期不过三日，这是因为热病已连于肾。少阳经脉之病，赤色出现于面颊的前方，这是少阳经脉热病，若色泽尚未暗晦，是病邪尚浅，至其当旺之时，可以得汗出而病愈。若同时又见少阴脉色现于颊部，是母胜其子的死证，其死期不过三日。

治疗热病的气穴：第三脊椎下方主治胸中的热病，第四脊椎下方主治膈中热病，第五脊椎下方主治肝热病，第六脊椎下方主治脾热病，第七脊椎下方主治肾热病。治疗热病，既取穴于上，以泻阳邪，当再取穴于下，以补阴气，在下取穴在尾骶骨处。项部第三椎以下四陷处的中央部位是大椎穴，由此向下便是脊椎的开始。诊察面部之色，可以推知腹部疾病，如颊部赤色由下向上到颧骨部，为有"大瘕泄"病；见赤色自颊下行至颊车部，为腹部胀满；赤色见于颧骨后侧，为胁痛；赤色见于颊上，为病在膈上。

# 评热病论篇第三十三

## 【提要】

论阴阳交、风厥、劳风、肾风等四种热病的病因、病理、症状、治法及预后。

黄帝问曰：有病温者，汗出辄复热，而脉躁疾，不为汗衰，狂言不能食，病名为何？岐伯对曰：病名阴阳交，交者死也。帝曰：愿闻其说。岐伯曰：人所以汗出者，皆生于谷，谷生于精。今邪气交争于骨肉而得汗者，是邪却而精胜也。精胜，则当能食而不复热。复热者，邪气也。汗者，精气也。今汗出而辄复热者，是邪胜也。不能食者，精无裨也。病而留者，其寿可立而倾也。且夫《热论》曰：汗出而脉躁盛者死。今脉不与汗相应，此不胜其病也，其死明矣。狂言者，是失志，失志者死。今见三死，不见一生，虽愈必死也。

帝曰：有病身热，汗出烦满，烦满不为汗解，此为何病？岐伯曰：汗出而身热者，风也；汗出而烦满不解者，厥也，病名曰风厥。帝曰：愿卒闻之。岐伯曰：巨阳主气，故先受邪，少阴与其为表里也，得热则上从之，从之则厥也。帝曰：治之奈何？岐伯曰：表里刺之，饮之服汤。

帝曰：劳风为病何如？岐伯曰：劳风法在肺下。其为病也，使人强上冥视，唾出若涕，恶风而振寒，此为劳风之病。帝曰：治之奈何？岐伯曰：以救俯仰。巨阳引精者三日，中年者五日，不精者七日。咳出青黄涕，其状如脓，大如弹丸，从口中若鼻中出，不出则伤肺，伤肺则死也。

帝曰：有病肾风者，面胕痝然壅，害于言，可刺否？岐伯曰：虚不当刺。不当刺而刺，后五日其气必至。帝曰：其至何如？岐伯曰：至必少气时热，时热从胸背上至头，汗出，手热，口干苦渴，小便黄，目下肿，腹中鸣，身重难以行，月事不来，烦而不能食，不能正偃，正偃则咳，病名曰风水，论在《刺法》中。

帝曰：愿闻其说。岐伯曰：邪之所凑，其气必虚。阴虚者阳必凑之，故少气时热而汗出也。小便黄者，少腹中有热也。不能正偃者，胃中不和也。正偃则咳甚，上迫肺也。诸有水气者，微肿先见于目下也。帝曰：何以言？岐伯曰：水者阴也，目下亦阴也，腹者至阴之所居，故水在腹者，必使目下肿也。真气上逆，故口苦舌干，卧不得正偃，正偃则咳出清水也。诸水病者，故不得卧，卧则惊，惊则咳甚也。腹中鸣者，病本于胃也。薄脾则烦不能食，食不下者，胃脘隔也。身重难以行者，胃脉在足也。月事不来者，胞脉闭也。胞脉者属心而络于胞中。今气上迫肺，心气不得下通，故月事不来也。

## 【译文】

黄帝问道：有的温热病患者，汗出以后，随即又发热，脉象急疾躁动，其病势不仅没有因汗出而衰减，反而出现言语狂乱，不进饮食等症状，这叫什么病？岐伯回答说：这种病叫阴阳交，阴阳交是死症。黄帝说：我想听听其中的道理。岐伯说：人所以能够出汗，是依赖于水谷所化生的精气，水谷之精气旺盛，便能胜过邪气而汗出，现在邪气与正气交争于骨肉之间，能够得到汗出的是邪气退而精气胜，精气胜的应当能进饮食而不再发热。复发热是邪气尚留，汗出是精气胜邪，现在汗出后又复发热，是邪气胜过精气。不进饮食，则精气得不到继续补益，邪热又逗留不去，这样发展下去，病人的生命就会立即发生危险。《热论》中也曾说：汗出而脉仍躁盛，是死症。现在其脉象不与汗出相应，是精气已经不能胜过邪气，死亡的征象已是很明显了。况且狂言乱语是神志失常，神志失常是死症。现在已出现了三种死症，却没有一点生机，病虽可能因汗出而暂时减轻，但终究是要死亡的。

黄帝说：有的病全身发热，汗出，烦闷，其烦闷并不因汗出而缓解，这是什么病呢？岐伯说：汗出而全身发热，是因感受了风邪；烦闷不解，是由于下气上逆所致，病名叫风厥。黄帝说：希望你能详尽地讲给我听。岐伯说：太阳为诸阳主气，主人一身之表，所以太阳首先感受风邪的侵袭。少阴与太阳相为表里，表病则里必应之，少阴受太阳发热的影响，其气亦从之而上逆，上逆便成为厥。黄帝说：怎么治疗呢？岐伯说：治疗时应并刺太阳、少阴表里两经，即刺太阳以泻风热之邪，刺少阴以降上逆之气，并内服汤药。

黄帝说：劳风的病情是怎样的呢？岐伯说：劳风的受邪部位常在肺下，其发病的症状，使人头项强直，头目昏眩而视物不清，唾出粘痰似涕，恶风而寒栗，这就是劳风病的发病情况。黄帝说：怎样治疗呢？岐伯说：首先应使其胸中通畅，俯仰自如。肾精充盛的青年人，太阳之气能引肾精外布，则水能济火，经适当治疗，可三日而愈；中年人精气稍衰，须五日可愈；老年人精气已衰，水不济火，须七日始愈。这种病人，咳出青黄色粘痰，其状似脓，凝结成块，大小如弹丸，应使痰从口中或鼻中排出，如果不能咳出，就要伤其肺，肺伤则死。

黄帝说：有患肾风的人，面部浮肿，目下壅起，妨害言语，这种病可以用针刺治疗吗？岐伯说：虚症不能用刺。如果不应当刺而误刺，必伤其真气，使其脏气虚，五天以后，则病气复至而病势加重。黄帝说：病气至时情况怎样呢？岐伯说：病气至时，病人必感到少气，时发热，时常觉得热从胸背上至头，汗出手热，口中干渴，小便色黄，目下浮肿，腹中鸣响，身体沉重，行动困难。如患者是妇女则月经闭止，心烦而不能饮食，不能仰卧，仰卧就咳嗽得很厉害，此病叫风水，在《刺法》中有所论述。

黄帝说：我想听听其中的道理。岐伯说：邪气之所以能够侵犯人体，是由于其正气先虚。肾脏属阴，风邪属阳。肾阴不足，风阳便乘虚而入，所以呼吸少气，时时发热而汗出。小便色黄，是因为腹中有热。不能仰卧，是因为水气上乘于胃，而胃中不和。仰卧则咳嗽加剧，是因为水气上迫于肺。凡是有水气病的，目下部先出现微肿。黄帝说：为什么？岐伯说：水是属阴的，目下也是属阴的部位，腹部也是至阴所在之处，所以腹中有水的，必使目下部位微肿。水邪之气上泛凌心，迫使脏真心火之气上逆，所以口苦咽干，不能仰卧，仰卧则水气上逆而咳出清水。凡是有水气病的人，都因水气上乘于胃而不能卧，卧则水气上凌于心而惊，逆于肺则咳嗽加剧。腹中鸣响，是胃肠中有水气窜动，其病本在于胃。若水迫于脾，则心烦不能食。饮食不进，是水气阻膈于胃脘。身体沉重而行动困难，是因为胃的经脉下行于足部，水气随经下流所致。妇女月经不来，是因为水气阻滞，胞脉闭塞不通的缘故。胞脉属于心而下络于胞中，现水气上迫于肺，使心气不得下通，所以胞脉闭而月经不来。

# 疟论篇第三十五

**【提要】**

阐述疟疾的病因、症状及疗法。

黄帝问曰：夫痎疟皆生于风，其蓄作有时者何也？岐伯对曰：疟之始发也，先起于毫毛。伸欠乃作，寒栗鼓颔，腰脊俱痛；寒去则内外皆热，头痛如破，渴欲冷饮。

帝曰：何气使然？愿闻其道。岐伯曰：阴阳上下交争，虚实更作，阴阳相移也。阳并于阴，则阴实而阳虚，阳明虚则寒栗鼓颔也；巨阳虚，则腰背头项痛；三阳俱虚，则阴气胜，阴气胜则骨寒而痛；寒生于内，故中外皆寒。阳盛而外热，阴虚则内热，外内皆热则喘而渴，故欲冷饮也。

此皆得之夏伤于暑，热气盛，藏于皮肤之内，肠胃之外，此营气之所舍也。此令人汗穴疏，腠理开，因得秋气，汗出遇风，及得之以浴，水气舍于皮肤之内，与卫气并居。卫气者，昼日行于阳，夜行于阴，此气得阳而外出，得阴而内薄，内外相薄，是以日作。

帝曰：善。攻之奈何？早晏何如？岐伯曰：疟之且发也，阴阳之且移也，必从四末始也。阳已伤，阴从之，故先其时坚束其处，令邪气不得入，阴气不得出，审候见之，在孙络盛坚而血者，皆取之，此真往而未得并者也。

# 【译文】

黄帝问道：一般说来，疟疾都由于感受了风邪而引起的，它的休作有一定的时间，这是什么道理？岐伯说：疟疾开始发作的时候，先起于毫毛竖立，继而四体不舒，欲得引伸，呵欠连连，乃至寒冷发抖，下颔鼓动，腰脊疼痛；及至寒冷过去，便是全身内外发热，头痛有如破裂，口渴喜欢冷饮。

黄帝道：这是什么原因引起的？请说明它的道理。岐伯说：这是由于阴阳上下相争，虚实交替而作，阴阳虚实相互移易转化的缘故。阳气并入于阴分，使阴气实而阳气虚，阳明经气虚，就寒冷发抖乃至两颔鼓动；太阳经气虚，便腰背头项疼痛；三阳经气都虚，则阴气更胜，阴气胜则骨节寒冷而疼痛，寒从内生，所以内外都觉寒冷。如阴气并入阳分，则阳气实而阴气虚。阳主外，阳盛就发生外热；阴主内，阴虚就发生内热，因此外内都发热，热甚的时候就气喘口渴，所以喜欢冷饮。

这都是由于夏天伤于暑气，热气过盛，并留藏于皮肤之内，肠胃之外，亦即营气居留的所在。由于暑热内伏，使人汗孔疏松，腠理开泄，一遇秋凉，汗出而感受风邪，或者由于洗澡时感受水气，风邪水气停留于皮肤之内，与卫气相合并居于卫气流行的所在；而卫气白天行于阳分，夜里行于阴分，邪气也随之循于阳分时则外出，循行于阴分时则内搏，阴阳内外相搏，所以每日发作。

黄帝说：讲得好！疟疾究竟怎样治疗？时间的早晚应如何掌握？岐伯说：疟疾将发，正是阴阳将要相移之时，它必从四肢开始。若阳气已被邪伤，则阴分也必将受到邪气的影响，所以只有在未发病之先，以索牢缚其四肢末端，使邪气不得入，阴气不得出，两者不能相移；牢缚以后，审察络脉的情况，见其经络充实而郁血的部分，都要刺出其血，这是当真气尚未与邪气相并之前的一种"迎而夺之"的治法。

# 咳论篇第三十八

## 【提要】

论咳嗽的病变及其治疗原则。

黄帝问曰：肺之令人咳，何也？岐伯对曰：五脏六腑皆令人咳，非独肺也。帝曰：愿闻其状。岐伯曰：皮毛者，肺之合也；皮毛先受邪气，邪气以从其合也。其寒饮食入胃，从肺脉上至于肺，则肺寒，肺寒则外内合邪，因而客之，则为肺咳。五脏各以其时受病，非其时，各传以与之。

人与天地相参，故五脏各以治时，感于寒则受病，微则为咳，甚则为泄、为痛。乘秋则肺先受邪，乘春则肝先受之，乘夏则心先受之，乘至阴则脾先受之，乘冬则肾先受之。

帝曰：何以异之？岐伯曰：肺咳之状，咳而喘息有音，甚则唾血。心咳之状，咳则心痛，喉中介介如梗状，甚则咽肿喉痹。肝咳之状，咳则两胁下痛，甚则不可以转，转则两胠下满。脾咳之状，咳则右胁下痛、阴阳引肩背，甚则不可以动，动则咳剧。肾咳之状，咳则腰背相引而痛，甚则咳涎。

帝曰：六腑之咳奈何？安所受病？岐伯曰：五脏之久咳，乃移于六腑。脾咳不已，则胃受之，胃咳之状，咳而呕，呕甚则长虫出。肝咳不已，则胆受之，胆咳之状，咳呕胆汁。肺咳不已，则大肠受之，大肠咳状，咳而遗失。心咳不已，则小肠受之，小肠咳状，咳而失气，气与咳俱失。肾咳不已，则膀胱受之，膀胱咳状，咳而遗溺。久咳不已，则三焦受之，三焦咳状，咳而腹满，不欲食饮。此皆聚于胃，关于肺，使人多涕唾，而面浮肿气逆也。

帝曰：治之奈何？岐伯曰：治脏者，治其俞；治腑者，治其合；浮肿者，治其经。

## 【译文】

黄帝问道：肺脏有病，都能使人咳嗽，这是什么道理？岐伯说：五脏六腑有病，都能使人咳嗽，不单是肺病如此。黄帝说：请告诉我各种咳嗽的症状。岐伯说：皮毛与肺是相配合的，皮毛先受了外邪，邪气就会影响到肺脏。再由于吃了寒冷的饮食，寒气在胃循着肺脉上行于肺，引起肺寒，这样就使内外寒邪相合，停留于肺脏，从而成为肺咳。这是肺咳的情况。至于五脏六腑之咳，是五脏各在其所主的时令受病，并非在肺的主时受病，而是各脏之病传给肺的。

人和自然界是相应的，故五脏在其所主的时令受了寒邪，便能得病，若轻微的，则发生咳嗽，严重的，寒气入里就成为腹泻、腹痛。所以当秋天的时候，肺先受邪；当春天的时候，肝先受邪；当夏天的时候，心先受邪；当长夏太阴主时，脾先受邪；当冬天的时候，肾先受邪。

黄帝说：这些咳嗽怎样鉴别呢？岐伯说：肺咳的症状，咳而气喘，呼吸有声，甚至唾血。心咳的症状，咳则心痛，喉中好像有东西梗塞一样，甚至咽喉闭塞。肝咳的症状，咳而两侧胁肋下疼痛，甚至痛得不能转侧，转侧则两胁下胀满。脾咳的症状，咳则右胁下疼痛，并隐隐然疼痛牵引肩背，甚至不可以动，一动就会使咳嗽加剧。肾咳的症状，咳则腰背互相牵引作痛，甚至咳吐痰涎。

黄帝说：六腑咳嗽的症状如何？是怎样受病的？岐伯说：五脏咳嗽日久不愈，就要转移到六腑。例如脾咳不愈，则胃就受病；胃咳的症状，咳而呕吐，甚至呕出蛔虫。肝咳不愈，则胆就受病，胆咳的症状是咳而呕吐胆汁。肺咳不愈，则大肠受病，大肠咳的症状，咳而大便失禁。心咳不愈，则小肠受病，小肠咳的症状是咳而放屁，而且往往是咳嗽与放屁同时出现。肾咳不愈，则膀胱受病，膀胱咳的症状，咳而遗尿。以上各种咳嗽，如经久不愈，则使三焦受病，三焦咳的症状，咳而腹满，不想饮食。凡此咳嗽，不论由于哪一脏腑的病变，其邪必聚于胃，并循着肺的经脉而影响及肺，才能使人多痰涕，面部浮肿，咳嗽气逆。

黄帝说：治疗的方法怎样？岐伯说：治五脏的咳，取其俞穴；治六腑的咳，取其合穴；凡咳而浮肿的，可取有关脏腑的经穴而分治之。

# 举痛论篇第三十九

## 【提要】

指出寒邪入侵是产生痛症的主要原因，并列举了疼痛的各种临床表现，论述了望诊、切诊在诊断痛症中的具体运用。

黄帝问曰：余闻善言天者，必有验于人；善言古者，必有合于今；善言人者，必有验于己。如此，则道不惑而要数极，所谓明也。今余问于夫子，令言而可知，视而可见，扪而可得，令验于己而发蒙解惑，可得而闻乎？岐伯再拜稽首对曰：何道之问也？帝曰：愿闻人之五脏卒痛，何气使然？岐伯曰：经脉流行不止，环周不休，寒气入经而稽迟，泣而不行，客于脉外则血少，客于脉中则气不通，故卒然而痛。

帝曰：其痛或卒然而止者，或痛甚不休者，或痛甚不可按者，或按之而痛止者，或按之无益者，或喘动应手者，或心与背相引而痛者，或胁肋与少腹相引而痛者，或腹痛引阴股者，或痛宿昔而成积者，或卒然痛死不知人有少间复生者，或痛而呕者，或腹痛而后泄者，或痛而闭不通者。凡此诸痛，各不同形，别之奈何？

岐伯曰：寒气客于脉外则脉寒，脉寒则缩踡，缩踡则脉绌急，绌急则外引小络，故卒然而痛，得炅则痛立止。因重中于寒，则痛久矣。

寒气客于经脉之中，与炅气相薄则脉满，满则痛而不可按也。寒气稽留，炅气从上，则脉充大而血气乱，故痛甚不可按也。

寒气客于肠胃之间，膜原之下，血不得散，小络急引，故痛；按之则血气散，故按之痛止。

寒气客于侠脊之脉则深，按之不能及，故按之无益也。

寒气客于冲脉，冲脉起于关元，随腹直上，寒气客则脉不通，脉不通则气因之，故喘动应手矣。

寒气客于背俞之脉则脉泣，脉泣则血虚，血虚则痛，其俞注于心，故相引而痛。按之则热气至，热气至则痛止矣。

寒气客于厥阴之脉，厥阴之脉者，络阴器，系于肝，寒气客于脉中，则血泣脉急，故胁肋与少腹相引痛矣。

厥气客于阴股，寒气上及少腹，血泣在下相引，故腹痛引阴股。

寒气客于小肠膜原之间，络血之中，血泣不得注于大经，血气稽留不得行，故宿昔而成积矣。

寒气客于五脏，厥逆上泄，阴气竭，阳气未入，故卒然痛死不知人，气复反，则生矣。

寒气客于肠胃，厥逆上出，故痛而呕也。

寒气客于小肠，小肠不得成聚，故后泄腹痛矣。

热气留于小肠，肠中痛，瘅热焦渴，则坚干不得出，故痛而闭不通矣。

帝曰：所谓言而可知者。视而可见奈何？岐伯曰：五脏六腑，固尽有部，视其五色，黄赤为热，白为寒，青黑为痛，此所谓视而可见者也。

帝曰：扪而可得奈何？岐伯曰：视其主病之脉，坚而血及陷下者，皆可扪而得也。

## 【译文】

黄帝问道：我听说善于谈论天道的，必能应验于人事；善于谈论历史的，必能应合于今事；善于谈论人事的，必能结合自己的情况。这样，才能掌握事物的规律而不迷惑，了解事物的要领极其透彻，这就是所谓明达事理的人。现在我想请教先生，将问诊所知，望诊所见，切诊所得的情况告诉我，使我有所体验，启发蒙昧，解除疑惑，你能告诉我吗？岐伯再次跪拜回答说：你要问的是哪些道理呢？黄帝说：我想听听人体五脏突然作痛，是什么邪气造成的？岐伯说：人体经脉中的气血流行不止，如环无端，如果寒邪侵入了经脉，则经脉气血的循行迟滞，凝涩而不畅行，故寒邪侵袭于经脉内外，则使经脉凝涩而血少，脉气留止而不通，所以突然作痛。

黄帝说：其疼痛有突然停止的，有痛得很剧烈而不停止的，有痛得很剧烈而不能按压的，有按压而疼痛停止的，有按压也不见缓解的，有疼痛跳动应手的，有心和背部相互牵引而痛的，有胁肋和少腹相互牵引而痛的，有腹痛牵引阴股的，有疼痛日久而成积聚的，有突然疼痛昏厥如死不知人事稍停片刻而又清醒的，有痛而呕吐的，有腹痛而后泄泻的，有痛而大便闭结不通的。以上这些疼痛的情况，其病形各不相同，如何加以区别呢？

岐伯说：寒邪侵袭于脉外，则经脉受寒，经脉受寒则经脉收缩不伸，收缩不伸则屈曲拘急，因而牵引在外的细小脉络，内外引急，故突然发生疼痛，如果得到热气，则疼痛立刻停止。假如再次感受寒邪，卫阳受损就会久痛不止。

寒邪侵袭经脉之中，和人体本身的热气相互搏争，则经脉充满，脉满为实，不任压迫，故痛而不可按。寒邪停留于脉中，人体本身的热气则随之而上，与寒邪相搏，使经脉充满，气血运行紊乱，故疼痛剧烈而不可触按。

寒邪侵袭于肠胃之间，膜原之下，以致血气凝涩而不散，细小的络脉拘急牵引，所以疼痛；如果以手按揉，则血气散行，故按之疼痛停止。

寒邪侵袭于侠脊之脉，由于邪侵的部位较深，按揉难以达到病所，故按揉也无济于事。

寒邪侵袭于冲脉之中，冲脉是从小腹关元穴开始，循腹上行，如因寒气侵入则冲脉不通，脉不通则气因之鼓脉欲通，故腹痛而跳动应手。

寒邪袭于背俞足太阳之脉，则血脉流行滞涩，脉涩则血虚，血虚则疼痛，因足太阳脉背俞与心相连，故心与背相引而痛，按揉能使热气来复，热气来复则寒邪消散，故疼痛即可停止。

寒邪侵袭于足厥阴之脉，足厥阴之脉循股阴入毛中，环阴器抵少腹，布胁肋而属于肝，寒邪侵入于脉中，则血凝涩而脉紧急，故胁肋与少腹牵引作痛。

寒厥之气客于阴股，寒气上行少腹，气血凝涩，上下牵引，故腹痛引阴股。

寒邪侵袭于小肠膜原之间、络血之中，使络血凝涩不能流注于大的经脉，血气留止不能畅行，故日久便可结成积聚。

寒邪侵袭于五脏，迫使五脏之气逆而上行，以致脏气上越外泄，阴气竭于内，阳气不得入，阴阳暂时相离，故突然疼痛昏死，不知人事；如果阳气复返，阴阳相接，则可以苏醒。

寒邪侵袭于肠胃，迫使肠胃之气逆而上行，故出现疼痛而呕吐。

寒邪复袭于小肠，小肠为受盛之腑，因寒而阳气不化，水谷不得停留，故泄泻而腹痛。

如果是热邪留蓄于小肠，也可发生肠中疼痛，由于内热伤津而唇焦口渴，粪便坚硬难以排出，故腹痛而大便闭结不通。

黄帝说：以上所说从问诊中可以了解。至于望诊可见又是怎样的呢？岐伯说：五脏六腑在面部各有所属的部位，望面部五色的变化就可以诊断疾病，如黄色赤色主热，白色主寒，青色黑色主痛，这就是通过望诊可以了解的。

黄帝说：用手切诊而知病情是怎样的呢？岐伯说：看他主病的经脉，然后以手循按，如果脉坚实的，是有邪气结聚；属气血留滞的，络脉必充盛而高起；如果脉陷下的，是气血不足，多属阴症。这些都是可以用手扪切按循而得知的。

# 腹中论篇第四十

【提要】

　　论鼓胀、血枯、伏梁、热中、削中、厥逆等腹中疾患的病因、症状、治法、禁忌。

　　黄帝问曰：有病心腹满，旦食则不能暮食，此为何病？岐伯对曰：名为鼓胀。帝曰：治之奈何？岐伯曰：治之以鸡矢醴，一剂知，二剂已。帝曰：其时有复发者，何也？岐伯曰：此饮食不节，故时有病也。虽然其病且已，时故当病，气聚于腹也。

　　帝曰：有病胸胁支满者，妨于食，病至则先闻腥臊臭，出清液，先唾血，四支清，目眩，时时前后血，病名为何？何以得之？岐伯曰：病名血枯，此得之年少时，有所大脱血；若醉入房中，气竭肝伤，故月事衰少不来也。帝曰：治之奈何：复以何术？岐伯曰：以四乌鲗骨一藘茹，二物并合之，丸以雀卵，大如小豆；以五丸为后饭，饮以鲍鱼汁，利肠中及伤肝也。

　　帝曰：病有少腹盛，上下左右皆有根，此为何病？可治不？岐伯曰：病名曰伏梁。帝曰：伏梁何因而得之？岐伯曰：裹大脓血，居肠胃之外，不可治，治之每切按之致死。帝曰：何以然？岐伯曰：此下则因阴，必下脓血，上则迫胃脘，生鬲，侠胃脘内痈。此久病也，难治。居脐上为逆，居脐下为从，勿动亟夺。论在《刺法》中。

　　帝曰：人有身体髀股胻皆肿，环脐而痛，是为何病？岐伯曰：病名伏梁，此风根也。其气溢于大肠，而著于肓，肓之原在脐下，故环脐而痛也。不可动之，动之为水溺涩之病。

帝曰：夫子数言热中、消中，不可服高粱、芳草、石药，石药发瘨，芳草发狂。夫热中、消中者，皆富贵人也，今禁高粱，是不合其心，禁芳草、石药，是病不愈，愿闻其说。岐伯曰：夫芳草之气美，石药之气悍，二者其气急疾坚劲，故非缓心和人，不可以服此二者。帝曰：不可以服此二者，何以然？岐伯曰：夫热气慓悍，药气亦然，二者相遇，恐内伤脾。脾者土也，而恶木，服此药者，至甲乙日更论。

帝曰：善。有病膺肿颈痛，胸满腹胀，此为何病？何以得之？岐伯曰：名厥逆。

帝曰：治之奈何？岐伯曰：灸之则喑，石之则狂，须其气并，乃可治也。帝曰：何以然？岐伯曰：阳气重上，又余于上，灸之则阳气入阴，入则喑；石之则阳气虚，虚则狂。须其气并而治之，可使全也。

## 【译文】

黄帝问道：有一种心腹胀满的病，早晨吃了饭晚上就不能再吃，这是什么病呢？岐伯回答说：这叫鼓胀病。黄帝说：如何治疗？岐伯说：可用鸡矢醴来治疗，一剂就能见效，两剂病就好了。黄帝说：这种病有时还会复发是什么原因呢？岐伯说：这是因为饮食不注意，所以病有时复发。这种情况多是正当疾病将要痊愈时，而又复伤于饮食，使邪气复聚于腹中，因此鼓胀就会再发。

黄帝说：有一种胸胁胀满的病，妨碍饮食，发病时先闻到腥臊的气味，鼻流清涕，先唾血，四肢清冷，头目眩晕，时常大小便出血，这种病叫什么名字？是什么原因引起的？岐伯说：这种病的名字叫血枯，得病的原因是在少年的时候患过大的失血病，使内脏有所损伤，或者是醉后肆行房事，使肾气竭，肝血伤，所以月经闭止而不来。黄帝说：怎样治疗呢？要用什么方法使其恢复？岐伯说：用四份乌贼骨，一份蘆茹，二药混合，以雀卵为丸，制成如小豆大的丸药，每次服五丸，饭前服药，饮以鲍鱼汁。这个方法可以通利肠道，补益损伤的肝脏。

黄帝说：病有少腹坚硬盛满，上下左右都有根蒂，这是什么病呢？可以治疗吗？岐伯说：病名叫伏梁。黄帝说：伏梁病是什么原因引起的？岐伯说：小腹部裏藏着大量脓血，居于肠胃之外，不可能治愈的。在诊治时，不宜重按，每因重按而致死。黄帝说：为什么会这样呢？岐伯说：此下为小腹及二阴，按摩则使脓血下出；此上是胃脘部，按摩则上迫胃脘，能使横膈与胃脘之间发生内痈，此为根深蒂固的久病，故难治疗。一般地说：这种病生在脐上的为逆症，生在脐下的为顺症，切不可急切按摩，以使其下夺。关于本病的治法，在《刺法》中有所论述。

黄帝说：有人身体髀、股、䯒等部位都发肿，且环绕脐部疼痛，这是什么病呢？岐伯说：病的名字叫伏梁，这是由于宿受风寒所致。风寒之气充溢于大肠而留着于肓，肓的根源在脐下气海，所以绕脐而痛。这种病不可用攻下的方法治疗，如果误用攻下，就会发生小便涩滞不利的病。

黄帝说：先生屡次说患热中、消中病的，不能吃肥甘厚味，也不能吃芳香药草和金石药，因为金石药物能使人发癫，芳香药物能使人发狂。患热中、消中病的，多是富贵之人，现在如禁止他们吃肥甘厚味，则不适合他们的心理，不使用芳草石药，又治不好他们的病，这种情况如何处理呢？我愿意听听你的意见。岐伯说：芳草之气多香窜，石药之气多猛悍，这两类药物的性能都是急疾坚劲的，若非性情和缓的人，不可以服用这两类药物。黄帝说：不可以服这两类药物，是什么道理呢？岐伯说：因为这种人平素嗜食肥甘而生内热，热气本身是慓悍的，药物的性能也是这样，两者遇在一起，恐怕会伤人的脾气，脾属土而恶木，所以服用这类药物，在甲日和乙日肝木主令时，病情就会更加严重。

黄帝说：好。有人患膺肿颈痛，胸满腹胀，这是什么病呢？是什么原因引起的？岐伯说：病名叫厥逆。

黄帝说：怎样治疗呢？岐伯说：这种病如果用灸法便会失音，用针刺就会发狂，必须等到阴阳之气上下相合，才能进行治疗。黄帝说：为什么呢？岐伯说：上本为阳，阳气又逆于上，重阳在上，则有余于上，若再用灸法，是以火济火，阳极乘阴，阴不能上承，故发生失音；若用砭石针刺，阳气随刺外泄则虚，神失其守，故发生神志失常的狂症；必须在阳气从上下降，阴气从下上升，阴阳二气交并以后再进行治疗，才可以获得痊愈。

# 风论篇第四十二

【提要】

论风病的病因、症状及诊断要点。

黄帝问曰：风之伤人也，或为寒热，或为热中，或为寒中，或为疬风，或为偏枯，或为风也；其病各异，其名不同，或内至五脏六腑，不知其解，愿闻其说。

岐伯对曰：风气藏于皮肤之间，内不得通，外不得泄；风者善行而数变，腠理开则洒然寒，闭则热而闷，其寒也则衰食饮，其热也则消肌肉，故使人怢栗而不能食，名曰寒热。

风气与阳明入胃，循脉而上至目内眦，其人肥，则风气不得外泄，则为热中而目黄；人瘦，则外泄而寒，则为寒中而泣出。

风气与太阳俱入，行诸脉俞，散于分肉之间，与卫气相干，其道不利，故使肌肉愤䐜而有疡；卫气有所凝而不行，故其肉有不仁也。疠者，有荣气热胕，其气不清，故使其鼻柱坏而色败，皮肤疡溃。风寒客于脉而不去，名曰疠风，或名曰寒热。

以春甲乙伤于风者为肝风，以夏丙丁伤于风者为心风，以季夏戊己伤于邪者为脾风，以秋庚辛中于邪者为肺风，以冬壬癸中于邪者为肾风。

风中五脏六腑之俞，亦为脏腑之风，各入其门户，所中则为偏风。风气循风府而上，则为脑风。风入系头，则为目风眼寒。饮酒中风，则为漏风，入房汗出中风，则为内风。新沐中风，则为首风。久风入中，则为肠风飧泄。外在腠理，则为泄风。故风者百病之长也，至其变化，乃为他病也，无常方，然致有风气也。

帝曰：五脏风之形状不同者何？愿闻其诊及其病能。

岐伯曰：肺风之状，多汗恶风，色皏然白，时咳短气，昼日则差，暮则甚，诊在眉上，其色白。

心风之状，多汗，恶风，焦绝，善怒吓，赤色，病甚则言不可快，诊在舌，其色赤。

肝风之状，多汗恶风，善悲，色微苍，嗌干善怒，时憎女子，诊在目下，其色青。

脾风之状，多汗恶风，身体怠惰，四支不欲动，色薄微黄，不嗜食，诊在鼻上，其色黄。

肾风之状，多汗恶风，面庞然浮肿，脊痛不能正立，其色炲，隐曲不利，诊在颐上，其色黑。

胃风之状，颈多汗恶风，食饮不下，膈塞不通，腹善满，失衣则䐜胀，食寒则泄，诊形瘦而腹大。

首风之状，头面多汗恶风，当先风一日则病甚，头痛不可以出内，至其风日，则病少愈。

漏风之状，或多汗，常不可单衣，食则汗出，甚则身汗，喘息恶风，衣常濡，口干善渴，不能劳事。

泄风之状，多汗，汗出泄衣上，口中干，上渍，其风不能劳事，身体尽痛则寒。

## 【译文】

黄帝问道：风邪侵犯人体，或引起寒热病，或成为热中病，或成为寒中病，或引起疠风病，或引起偏枯病，或成为其他风病。由于病变表现不同，所以病名也不一样，甚至侵入到五脏六腑，我不知如何解释，愿听你谈谈其中的道理。

岐伯说：风邪侵犯人体常常留滞于皮肤之中，使腠理开合失常，经脉不能通调于内，卫气不能发泄于外；然而风邪来去迅速，变化多端，若使腠理开张则阳气外泄而洒渐恶寒，若使腠理闭塞则阳气内郁而身热烦闷，恶寒则引起饮食减少，发热则会使肌肉消瘦，所以使人振寒而不能饮食，这种病称为寒热病。

风邪由阳明经入胃，循经脉上行到目内眦，假如病人身体肥胖，腠理致密，则风邪不能向外发泄，稽留体内郁而化热，形成热中病，症见目珠发黄；假如病人身体瘦弱，腠理疏松，则阳气外泄而感到畏寒，形成寒中病，症见眼泪自出。

风邪由太阳经侵入，遍行太阳经脉及其腧穴，散布在分肉之间，与卫气相搏结，使卫气运行的道路不通利，所以肌肉肿胀高起而产生疮疡；若卫气凝涩而不能运行，则肌肤麻木不知痛痒。疠风病是营气因热而腐坏，血气污浊不清所致，所以使鼻柱蚀坏而皮色衰败，皮肤生疡溃烂。病因是风寒侵入经脉稽留不去，病名叫疠风。

在春季或甲乙日感受风邪的，形成肝风；在夏季或丙日、丁日感受风邪的，形成心风；在长夏或戊日、己日感受风邪的，形成脾风；在秋季或庚日、辛日感受风邪的；形成肺风；在冬季或壬日、癸日感受风邪的，形成肾风。

风邪侵入五脏六腑的俞穴，沿经内传，也可成为五脏六腑的风病。俞穴是机体与外界相通的门户，若风邪从其血气衰弱场所入侵，或左或右；偏着于一处，则成为偏风病。风邪由风府穴上行入脑，就成为脑风病；风邪侵入头部累及目系，就成为目风病，两眼畏惧风寒；饮酒之后感受风邪，成为漏风病；行房汗出时感受风邪，成为内风病；刚洗过头时感受风邪，成为首风病；风邪久留不去，内犯肠胃，则形成肠风或飧泄病；风邪停留于腠理，则成为泄风病。所以，风邪是引起多种疾病的首要因素。至于它侵入人体后产生变化，能引起其他各种疾病，就没有一定常规了，但其病因都是风邪入侵。

黄帝说：五脏风症的临床表现有何不同？希望你讲讲诊断要点和病态表现。

岐伯回答说：肺风的症状，是多汗恶风，面色淡白，不时咳嗽气短，白天减轻，傍晚加重，诊查时要注意眉上部位，往往眉间可出现白色。

心风的症状，是多汗恶风，唇舌焦躁，容易发怒，面色发红，病重则言语謇涩，诊察时要注意舌部，往往舌质可呈现红色。

肝风的症状，是多汗恶风，常悲伤，面色微青，咽喉干燥，易发怒，有时厌恶女性，诊察时要注意目下，往往眼圈可发青色。

脾风的症状，是多汗恶风，身体疲倦，四肢懒于活动，面色微微发黄，食欲不振，诊察时要注意鼻尖部，往往鼻尖可出现黄色。

肾风的症状，是多汗恶风，颜面瘬然而肿，腰脊痛不能直立，面色黑得像煤烟灰，小便不利，诊察时要注意颐部，往往颐部可出现黑色。

胃风的症状，是颈部多汗，恶风，吞咽饮食困难，隔塞不通，腹部易作胀满，如少穿衣，腹即膜胀，如吃了寒凉的食物，就发生泄泻，诊察时可见形体瘦削而腹部胀大。

首风的症状，是头痛，面部多汗，恶风，每当起风的前一日病情就加重，以至头痛得不敢离开室内，待到起风的当日，则痛热稍轻。

漏风的症状，是汗多，不能少穿衣服，进食即汗出，甚至是自汗出，喘息恶风，衣服常被汗浸湿，口干易渴，不耐劳动。

泄风的症状，是多汗，汗出湿衣，口中干燥，上半身汗出如水渍一样，不耐劳动，周身疼痛发冷。

# 痹论篇第四十三

## 【提要】

论述痹病的分类、病因、症状及疗法。

黄帝问曰：痹之安生？岐伯对曰：风寒湿三气杂至，合而为痹也。其风气胜者为行痹，寒气胜者为痛痹，湿气胜者为著痹也。

帝曰：其有五者何也？岐伯曰：以冬遇此者为骨痹，以春遇此者为筋痹，以夏遇此者为脉痹，以至阴遇此者为肌痹，以秋遇此者为皮痹。

帝曰：内舍五脏六腑，何气使然？岐伯曰：五脏皆有合，病久而不去者，内舍于其合也。故骨痹不已，复感于邪，内舍于肾；筋痹不已，复感于邪，内舍于肝；脉痹不已，复感于邪，内舍于心；肌痹不已，复感于邪，内舍于脾；皮痹不已，复感于邪，内舍于肺。所谓痹者，各以其时重感于风寒湿之气也。

凡痹之客五脏者，肺痹者，烦满喘而呕；心痹者，脉不通，烦则心下鼓，暴上气而喘，嗌干善噫，厥气上则恐；肝痹者，夜卧则惊，多饮数小便，上为引如怀；肾痹者，善胀，尻以代踵，脊以代头；脾痹者，四支解堕，发咳呕汁，上为大塞；肠痹者，数饮而出不得，中气喘争，时发飧泄；胞痹者，少腹膀胱按之内痛，若沃以汤，涩于小便，上为清涕。

阴气者，静则神藏，躁则消亡。饮食自倍，肠胃乃伤。淫气喘息，痹聚在肺；淫气忧思，痹聚在心；淫气遗溺，痹聚在肾；淫气乏竭，痹聚在肝；淫气肌绝，痹聚在脾。

诸痹不已，亦益内也。其风气胜者，其人易已也。

帝曰：痹，其时有死者，或疼久者，或易已者，其故何也？岐伯曰：其入脏者死，其留连筋骨间者疼久，其留皮肤间者易已。

帝曰：其客于六腑者何也？岐伯曰：此亦其食饮居处，为其病本也。六腑亦各有俞，风寒湿气中其俞，而食饮应之，循俞而入，各舍其腑也。

帝曰：以针治之奈何？岐伯曰：五脏有俞，六腑有合，循脉之分，各有所发，各随其过，则病瘳也。

帝曰：营卫之气，亦令人痹乎？岐伯曰：营者，水谷之精气也，和调于五脏，洒陈于六腑，乃能入于脉也。故循脉上下，贯五脏，络六腑也。卫者，水谷之悍气也，其气慓疾滑利，不能入于脉也，故循皮肤之中，分肉之间，熏于肓膜，散于胸腹。逆其气则病，从其气则愈。不与风寒湿气合，故不为痹。

帝曰：善。痹，或痛，或不痛，或不仁，或寒，或热，或燥，或湿，其故何也？岐伯曰：痛者，寒气多也，有寒，故痛也。其不痛不仁者，病久入深，营卫之行涩，经络时疏，故不通；皮肤不营，故为不仁。其寒者，阳气少，阴气多，与病相益，故寒也。其热者，阳气多，阴气少，病气胜，阳遭阴，故为痹热。其多汗而濡者，此其逢湿甚也，阳气少，阴气盛，两气相感，故汗出而濡也。

帝曰：夫痹之为病，不痛何也？岐伯曰：痹在于骨则重，在于脉则血凝而不流，在于筋则屈不伸，在于肉则不仁，在于皮则寒，故具此五者则不痛也。凡痹之类，逢寒则急，逢热则纵。

## 【译文】

黄帝问道：痹病是怎样产生的？岐伯说：由风、寒、湿三种邪气杂合伤人而形成痹病。其中风邪偏胜的叫行痹，寒邪偏胜的叫痛痹，湿邪偏胜的叫著痹。

黄帝问道：痹病又可分为五种，为什么？岐伯说：在冬天得病的称为骨痹，在春天得病的称为筋痹，在夏天得病的称为脉痹，在长夏得病的称为肌痹，在秋天得病的称为皮痹。

黄帝问道：痹病的病邪又有内侵而累及五脏六腑的，是什么道理？岐伯说：五脏都有与其相合的组织器官，若病邪久留不除，就会内犯于相合的内脏。所以，骨痹不愈，再感受邪气，就会内舍于肾；筋痹不愈，再感受邪气，就会内舍于肝；脉痹不愈，再感受邪气，就会内舍于心；肌痹不愈，再感受邪气，就会内舍于脾，皮痹不愈，再感受邪气，就会内舍于肺。总之，这些痹症是各脏在所主季节里重复感受了风、寒、湿气所造成的。

凡痹病侵入到五脏，症状各有不同：肺痹的症状是烦闷胀满，喘逆呕吐，心痹的症状是血脉不通畅，烦躁则心悸，突然气逆上壅而喘息，咽干，易嗳气，厥逆气上则引起恐惧。肝痹的症状是夜眠多惊，饮水多而小便频数，疼痛循肝经由上而下牵引少腹如怀孕之状。肾痹的症状是腹部易作胀，骨萎而足不能行，行步时臀部着地，脊柱曲屈畸形，高耸过头。脾痹的症状是四肢倦怠无力，咳嗽，呕吐清水，上腹部闭塞不通。肠痹的症状是频频饮水而小便困难，腹中肠鸣，时而发生完谷不化的泄泻。膀胱痹的症状是少腹膀胱部位按之疼痛，如同灌了热水似的，小便涩滞不爽，上部鼻流清涕。

五脏精气，安静则精神内守，躁动则易于耗散。若饮食过量，肠胃就要受损。致痹之邪引起呼吸喘促，是痹发生在肺；致痹之邪引起忧伤思虑，是痹发生在心；致痹之邪引起遗尿，是痹发生在肾；致痹之邪引起疲乏衰竭，是痹发生在肝；致痹之邪引起肌肉瘦削，是痹发生在脾。

总之，各种痹病日久不愈，病变就会进一步向内深入。其中风邪偏盛的容易痊愈。

黄帝问道：患了痹病后，有的死亡，有的疼痛经久不愈，有的容易痊愈，这是什么缘故？岐伯说：痹邪内犯到五脏则死，痹邪稽留在筋骨间的则疼久难愈，痹邪停留在皮肤间的容易痊愈。

黄帝问道：痹邪侵犯六腑是何原因？岐伯说：这也是因为饮食不节、起居失度，这是导致腑痹的根本原因。六腑也各有俞穴，风寒湿邪在外侵及它的俞穴，而内有饮食所伤的病理基础与之相应，于是病邪就循着俞穴入里，留滞在相应的腑。

黄帝问道：怎样用针刺治疗呢？岐伯说：五脏各有腧穴可取，六腑各有合穴可取，循着经脉所行的部位，各有发病的征兆可察，根据病邪所在的部位，取相应的腧穴或合穴进行针刺，病就可以痊愈了。

黄帝问道：营卫之气亦能使人发生痹病吗？岐伯说：营是水谷所化生的精气，它平和协调地运行于五脏，散布于六腑，然后汇入脉中，所以营气循着经脉上下运行，起到连贯五脏，联络六腑的作用。卫是水谷所化生的悍气，它流动迅疾而滑利，不能进入脉中，所以循行于皮肤肌肉之间，熏蒸于肓膜之间，敷布于胸腹之内。若营卫之气的循行逆乱，就会生病，只要营卫之气顺从和调了，病就会痊愈。总的来说，营卫之气若不与风寒湿邪相合，则不会引起痹病。

黄帝说：讲得好！痹病，有的疼痛，有的不痛，有的麻木不仁，有的表现为寒，有的表现为热，有的皮肤干燥，有的皮肤湿润，这是什么缘故？岐伯说：痛是寒气偏多，有寒所以才痛。不痛而麻木不仁的，系患病日久，病邪深入，营卫之气运行涩滞，致使经络中气血空虚，所以不痛；皮肤得不到营养，所以麻木不仁。表现为寒象的，是由于机体阳气不足，阴气偏盛，阴气助长寒邪之势，所以表现为寒象。表现为热象的，是由于机体阳气偏盛，阴气不足，偏胜的阳气与偏胜的风邪相合而乘阴分，所以出现热象。多汗而皮肤湿润的，是由于感受湿邪太甚，加之机体阳气不足，阴气偏盛，湿邪与偏盛的阴气相合，所以汗出而皮肤湿润。

黄帝问道：痹病而不甚疼痛的是什么缘故？岐伯说：痹发生在骨则身重，发生在脉则血凝涩不畅，发生在筋则屈曲不能伸，发生在肌肉则麻木不仁，发生在皮肤则寒冷。如果有这五种情况，就不甚疼痛。凡痹病一类疾患，遇寒则筋脉拘急，遇热则筋脉弛缓。

# 痿论篇第四十四

## 【提要】

论痿病的病因、诊断方法及治疗原则。

黄帝问曰：五脏使人痿，何也？岐伯对曰：肺主身之皮毛，心主身之血脉，肝主身之筋膜，脾主身之肌肉，肾主身之骨髓。故肺热叶焦，则皮毛虚弱急薄，著则生痿躄也。心气热，则下脉厥而上，上则下脉虚，虚则生脉痿，枢折挈胫纵而不任地也。肝气热，则胆泄口苦，筋膜干，筋膜干则筋急而挛，发为筋痿。脾气热，则胃干而渴，肌肉不仁，发为肉痿。肾气热，则腰脊不举，骨枯而髓减，发为骨痿。

帝曰：何以得之？岐伯曰：肺者，脏之长也，为心之盖也。有所失亡，所求不得，则发肺鸣，鸣则肺热叶焦，故曰：五脏因肺热叶焦，发为痿躄，此之谓也。悲哀太甚，则胞络绝，胞络绝，则阳气内动，发则心下崩，数溲血也。故《本病》曰：大经空虚，发为肌痹，传为脉痿。思想无穷，所愿不得，意淫于外，入房太甚，宗筋弛纵，发为筋痿，及为白淫。故《下经》曰：筋痿者，生于肝，使内也。有渐于湿，以水为事，若有所留，居处相湿，肌肉濡渍，痹而不仁，发为肉痿。故《下经》曰：肉痿者，得之湿地也。有所远行劳倦，逢大热而渴，渴则阳气内伐，内伐则热舍于肾。肾者水脏也，今水不胜火，则骨枯而髓虚，故足不任身，发为骨痿。故《下经》曰：骨痿者，生于大热也。

帝曰：何以别之？岐伯曰：肺热者，色白而毛败；心热者，色赤而络脉溢；肝热者，色苍而爪枯；脾热者，色黄而肉蠕动；肾热者，色黑而齿槁。

帝曰：如夫子言可矣，论言治痿者独取阳明，何也？岐伯曰：阳明者，五脏六腑之海，主润宗筋，宗筋主束骨而利机关也。冲脉者，经脉之海也，主渗灌溪谷，与阳明合于宗筋，阳明总宗筋之会，会于气街，而阳明为之长，皆属于带脉，而络于督脉。故阳明虚，则宗筋纵，带脉不引，故足痿不用也。

帝曰：治之奈何？岐伯曰：各补其荥，而通其俞，调其虚实，和其逆顺；筋、脉、骨、肉，各以其时受月，则病已矣。

## 【译文】

黄帝问道：五脏都能使人发生痿病，是什么道理呢？岐伯回答说：肺主全身皮毛。心主全身血脉，肝主全身筋膜，脾主全身肌肉，肾主全身骨髓。所以肺脏有热，灼伤津液，则枯焦，皮毛也呈虚弱、干枯不润的状态，热邪不去，则变生痿躄；心脏有热，可使气血上逆，气血上逆就会引起在下的血脉空虚，血脉空虚就会变生脉痿，使关节如折而不能提举，足胫弛缓而不能着地行走；肝脏有热，可使胆汁外溢而口苦，筋膜失阴而干枯，以至筋脉挛缩拘急，变生筋痿；脾有邪热，则灼耗胃津而口渴，肌肉失养而麻木不仁，变生不知痛痒的肉痿；肾有邪热，热灼精枯，致使髓减骨枯，腰脊不能举动，变生骨痿。

黄帝问道：痿症是怎样引起的？岐伯说：肺是诸脏之长，又是心脏的华盖。遇有失意的事情，或个人要求得不到满足，则使肺气郁而不畅，于是出现喘息有声，进而则气郁化热，使肺叶枯焦，精气因此而不能敷布于周身，五脏都是因肺热叶焦得不到营养而发生痿躄的，说的就是这个道理。如果悲哀过度，就会因气机郁结而使心包络隔绝不通，心包络隔绝不通则导致阳气在内妄动，逼迫心血下崩，于是屡次小便出血。所以《本病》中说：大经脉空虚，发生肌痹，进一步转变为脉痿。如果无穷地胡思乱想而欲望又不能达到，或意念受外界影响而惑乱，房事不加节制，这些都可致使宗筋弛缓，形成筋痿或白浊、白带之类疾患。所以《下经》中说：筋痿之病发生于肝，是由于房事太过内伤精气所致。有的人日渐感受湿邪，如从事于水湿环境中的工作，水湿滞留体内，或居处潮湿，肌肉受湿邪浸渍，导致了湿邪痹阻而肌肉麻木不仁，最终则发展为肉痿。所以《下经》中说：肉痿是久居湿地引起的。如果长途跋涉，劳累过度，又逢炎热天气而口渴，于是阳气化热内扰，内扰的邪热侵入肾脏，肾为水脏，如水不胜火，灼耗阴精，就会骨枯髓空，致使两足不能支持身体，形成骨痿。所以《下经》中说：骨痿是由于大热所致。

黄帝问道：用什么办法鉴别五种痿症呢？岐伯说：肺有热的痿，面色白而毛发衰败；心有热的痿，面色红而浅表血络充盈显现；肝有热的痿，面色青而爪甲枯槁；脾有热的痿，面色黄而肌肉蠕动；肾有热的痿，面色黑而牙齿枯槁。

黄帝道：先生以上所说是合宜的。医书上说：治痿应独取阳明，这是什么道理呢？岐伯说：阳明是五脏六腑营养的源泉，能濡养宗筋，宗筋主管约束骨节，使关节运动灵活。冲脉为十二经气血汇聚之处，输送气血以渗透灌溉分肉肌腠，与足阳明经会合于宗筋，阴经阳经都总会于宗筋，再会合于足阳明经的气街穴，故阳明经是它们的统领，诸经又都连属于带脉，系络于督脉。所以阳明经气血不足则宗筋失养而弛缓，带脉也不能收引诸脉，就使两足痿弱不用了。

黄帝问道：怎样治疗呢？岐伯说：调补各经的荥穴，疏通各经的腧穴，以调机体之虚实和气血之逆顺；无论筋脉骨肉的病变，只要在其所合之脏当旺的月份进行治疗，病就会痊愈。

# 厥论篇第四十五

## 【提要】

说明厥病的病因、临床表现及治疗原则。

黄帝问曰：厥之寒热者，何也？岐伯对曰：阳气衰于下，则为寒厥；阴气衰于下，则为热厥。

帝曰：热厥之为热也，必起于足下者，何也？岐伯曰：阳气起于足五指之表，阴脉者，集于足下，而聚于足心，故阳气胜则足下热也。

帝曰：寒厥之为寒也，必从五指而上于膝者，何也？岐伯曰：阴气起于五指之里，集于膝下而聚于膝上，故阴气胜，则从五指至膝上寒，其寒也，不从外，皆从内也。

帝曰：寒厥何失而然也？岐伯曰：前阴者，宗筋之所聚，太阴阳明之所合也。春夏则阳气多而阴气少，秋冬则阴气盛而阳气衰。此人者质壮，以秋冬夺于所用，下气上争不能复，精气溢下，邪气因从之而上也。气因于中，阳气衰，不能渗营其经络，阳气日损，阴气独在，故手足为之寒也。

帝曰：热厥何如而然也？岐伯曰：酒入于胃，则络脉满而经脉虚。脾主为胃行其津液者也，阴气虚则阳气入，阳气入则胃不和，胃不和则精气竭，精气竭则不营其四肢也。此人必数醉若饱以入房，气聚于脾中不得散，酒气与谷气相薄，热盛于中，故热遍于身，内热而溺赤也。夫酒气盛而慓悍，肾气有衰，阳气独胜，故手足为之热也。

帝曰：厥或令人腹满，或令人暴不知人，或至半日、远至一日乃知人者，何也？岐伯曰：阴气盛于上则下虚，下虚则腹胀满；阳气盛于上则下气重上，而邪气逆，逆则阳气乱，阳气乱则不知人也。

帝曰：善。愿闻六经脉之厥状病能也。岐伯曰：巨阳之厥，则肿首头重，足不能行，发为眴仆。阳明之厥，则癫疾欲走呼，腹满不得卧，面赤而热，妄见而妄言。少阳之厥，则暴聋，颊肿而热，胁痛，胻不可以运。太阴之厥，则腹满䐜胀，后不利，不欲食，食则呕，不得卧。少阴之厥，则口干溺赤，腹满心痛。厥阴之厥，则少腹肿痛，腹胀，泾溲不利，好卧屈膝，阴缩肿，胻内热。盛则泻之，虚则补之，不盛不虚，以经取之。

足太阴厥逆，胻急挛，心痛引腹，治主病者。足少阴厥逆，虚满呕变，下泄清，治主病者。足厥阴厥逆，挛腰痛，虚满前闭，谵言，治主病者。三阴俱逆，不得前后，使人手足寒，三日死。足太阳厥逆，僵仆，呕血善衄，治主病者。少阳厥逆，机关不利，机关不利者，腰不可以行，项不可以顾，发肠痈，不可治，惊者死。阳明厥逆，喘咳身热，善惊衄呕血。

手太阴厥逆，虚满而咳，善呕沫，治主病者。手心主少阴厥逆，心痛引喉，身热死，不可治。手太阳厥逆，耳聋泣出，项不可以顾，腰不可以俯仰，治主病者；手阳明、少阳厥逆，发喉痹，嗌肿，痉，治主病者。

## 【译文】

黄帝问道：厥症有寒有热，是怎样形成的？岐伯答道：阳气衰竭于下，发为寒厥；阴气衰竭于下，发为热厥。

黄帝问道：热厥症的发热，一般从足底开始，这是什么道理？

岐伯说：阳经之气循行于足五趾的外侧端，汇集于足底而聚汇到足心，所以若阴经之气衰竭于下而阳经之气偏胜，就会导致足底发热。

黄帝问道：寒厥症的厥冷，一般从足五趾渐至膝部，这是什么道理？岐伯答道：阴经之气起于足五趾的内侧端，汇集于膝下后，上居于膝部。所以若阳经之气衰竭于下而阴经之气偏胜，就会导致从足五趾至膝部的厥冷，这种厥冷，不是由于外寒的侵入，而是由于内里的阳虚所致。

黄帝问道：寒厥是损耗了何种精气而形成的？岐伯说：前阴是许多经脉聚汇之处，也是足太阴和足阳明经脉会合之处。一般说来，人体在春夏季节是阳气偏多而阴气偏少，秋冬季节是阴气偏盛而阳气偏衰。有些人自恃体质强壮，在秋冬阳气偏衰的季节纵欲、过劳，使肾中精气耗损，精气亏虚于下而与上焦之气相争，虽争亦不能迅速恢复，精气不断溢泄于下，元阳亦随之而虚，阳虚生内寒，阴寒之邪随从上争之气而上逆，便为寒厥。邪气停聚于中焦，使胃气虚衰，不能化生水谷精微以渗灌营养经络，以致阳气日益亏损，阴寒之气独胜于内，所以手足厥冷。

黄帝问道：热厥是怎样形成的？岐伯答道：酒入于胃，由于酒性悍径行皮肤络脉，所以使络脉中血液充满，而经脉反显得空虚。脾的功能是主管输送胃中的津液营养，若饮酒过度，脾无所输送则阴津亏虚；阴津亏虚则悍的酒热之气乘虚而入扰于内，导致胃气不和；胃气不和则阴精化生无源而枯竭；阴精枯竭就不能营养四肢。这种人必然是经常地酒醉或饱食太过之后行房纵欲，致使酒食之气郁聚于脾中不得宣散，酒气与谷气相搏结，酝酿成熟，热盛于中焦，进而波及周身，因有内热而小便色赤。酒性是悍浓烈的，肾的精气必受其损伤而日益虚衰，阴虚阳胜，形成阳气独盛于内的局面，所以手足发热。

黄帝问道：厥症有的使人腹部胀满，有的使人猝然不知人事，或者半天，甚至长达一天时间才能苏醒，这是什么道理？岐伯说：下部之气充盛于上，下部就空虚，下部气虚则水谷不化而引起腹部胀满；阳气偏盛于上，若下部之气又并聚于上，则气机失常而逆乱，气机逆乱则扰乱阳气，阳气逆乱就不省人事了。

黄帝道：对！希望听听六经厥症的病态表现。岐伯说：太阳经厥症，上为头肿发重，下为足不能行走，发作时眼花跌倒。阳明经厥症，可出现疯癫样表现，奔跑呼叫，腹部胀满不得安卧，面部赤热，神志模糊，出现幻觉，胡言乱语。少阳经厥症，可见到突发性耳聋，面颊肿而发热，两胁疼痛，小腿不能运动。太阴经厥症，可见到腹部胀满，大便不爽，不思饮食，食则呕吐，不能安卧。少阴经厥症，可出现口干，小便色赤，腹胀满，心痛。厥阴经厥症，可见到少腹肿痛，腹胀满，大小便不利，喜欢采取屈膝的体位睡卧，前阴萎缩而肿，小腿内侧发热。厥症的治疗是：实症用泻法，虚症用补法，本经自生病，不是受他经虚实症的影响的，从本经取穴治疗。

足太阴经的经气厥逆，小腿拘急痉挛，心痛牵引腹部，当取主病的本经腧穴治疗。足少阴经的经气厥逆，腹部虚满，呕逆，大便泄泻清稀，当取主病的本经腧穴治疗。足厥阴经的经气厥逆，腰部拘挛疼痛，腹部虚满，小便不通，胡言乱语，当取主病的本经腧穴治疗。若足三阴经都发生厥逆，身体僵直跌到，呕血，容易鼻出血，当取主病的本经腧穴治疗。足少阳经的经气厥逆，关节活动不灵，关节不利则腰部不能活动，颈项不能回顾，如果伴发肠痈，就为不可治的危症，如若发惊，就会死亡。足阳明经的经气厥逆，喘促咳嗽，身发热，容易惊骇，鼻出血，呕血。

手太阴经的经气厥逆，胸中虚满而咳嗽，常常呕血涎沫，当取本经主病的腧穴治疗。手厥阴和手少阴经的经气厥逆，心痛连及咽喉，身体发热，是不可治的死症。手太阳经的经气厥逆，耳聋流泪，颈项不能回顾，腰不能前后俯仰，当取主病的本经腧穴治疗。手阳明经和手少阳经的经气厥逆，发为喉部痹塞，咽部肿痛，颈项强直，当取主病的本经腧穴治疗。

# 奇病论篇第四十七

## 【提要】

阐述若干种奇病的症状、病名及病因。

黄帝问曰：人有重身，九月而喑，此为何也？岐伯对曰：胞之络脉绝也。帝曰：何以言之？岐伯曰：胞络者，系于肾，少阴之脉，贯肾系舌本，故不能言。帝曰：治之奈何？岐伯曰：无治也，当十月复。《刺法》曰：无损不足，益有余，以成其疹，然后调之。所谓无损不足者，身羸瘦，无用镵石也；无益其有余者，腹中有形而泄之，泄之则精出而病独擅中，故曰疹成也。

帝曰：病胁下满，气逆，二三岁不已，是为何病？岐伯曰：病名曰息积，此不妨于食，不可灸刺，积为导引服药，药不能独治也。

帝曰：人有身体髀股䯒皆肿，环脐而痛，是为何病？岐伯曰：病名曰伏梁，此风根也，其气溢于大肠，而著于肓，肓之原在脐下，故环脐而痛也。不可动之，动之为水溺涩之病也。

帝曰：人有尺脉数甚，筋急而见，此为何病？岐伯曰：此所谓疹筋，是人腹必急，白色黑色见，则病甚。

帝曰：人有病头痛以数岁不已，此安得之，名为何病？岐伯曰：当有所犯大寒，内至骨髓，髓者以脑为主，脑逆，故令头痛，齿亦痛，病名曰厥逆。

帝曰：有病口甘者，病名为何？何以得之？岐伯曰：此五气之溢也，名曰脾瘅。夫五味入口，藏于胃，脾为之行其精气，津液在脾，故令人口甘也。此肥美之所发也。此人必数食甘美而多肥也。肥者令人内热，甘者令人中满，故其气上溢，转为消渴。治之以兰，除陈气也。

帝曰：有病口苦，取阳陵泉，口苦者，病名为何？何以得之？岐伯曰：病名曰胆瘅。夫肝者，中之将也，取决于胆，咽为之使。此人者，数谋虑不决，故胆虚，气上溢，而口为之苦。治之以胆募、俞，治在《阴阳十二官相使》中。

帝曰：有癃者，一日数十溲，此不足也。身热如炭，颈膺如格，人迎躁盛，喘息，气逆，此有余也。太阴脉微细如发者，此不足也，其病安在？名为何病？岐伯曰：病在太阴，其盛在胃，颇在肺，病名曰厥，死不治，此所谓得五有余、二不足也。帝曰：何谓五有余、二不足？岐伯曰：所谓五有余者，五病之气有余也，二不足者，亦病气之不足也。今外得五有余，内得二不足，此其身不表不里，亦正死明矣。

帝曰：人生而有病癫疾者，病名曰何？安所得之？岐伯曰：病名为胎病。此得之在母腹中时，其母有所大惊，气上而不下，精气并居，故令子发为癫疾也。

帝曰：有病痝然如有水状，切其脉大紧，身无痛者，形不瘦，不能食，食少，名为何病？岐伯曰：病生在肾，名为肾风，肾风而不能食，善惊，惊已，心气痿者死。

## 【译文】

黄帝问道：有的妇女怀孕九个月而不能说话的，这是什么缘故呢？岐伯回答说：这是因为胞中的络脉被胎儿压迫，阻绝不通所致。黄帝说：为什么这样呢？岐伯说：宫的络脉系于肾脏，而足少阴肾脉贯肾上系于舌本，今胞宫的络脉受阻，肾脉亦不能上通于舌，舌本失养，故不能言语。黄帝说：如何治疗呢？岐伯说：不需要治疗，待至十月分娩之后，胞络通，声音就会自然恢复。《刺法》上说：正气不足的不可用泻法，邪气有余的不可用补法，以免因误治而造成疾病。所谓"无损不足"，就是怀孕九月而身体瘦弱的，不可再用针石治疗以伤其正气。所谓"无益有余"，就是说腹中已经怀孕而又妄用泻法，用泻法则精气耗伤，使病邪独据于中，正虚邪视，所以说疾病形成了。

黄帝说：有病胁下胀满，气逆喘促，二三年不好的，是什么疾病呢？岐伯说：病名叫息积，这种病在胁下而不在胃，所以不妨碍饮食，治疗时切不可用艾灸和针刺，必须逐渐地用导引法疏通气血，并结合药物慢慢调治，若单靠药物也是不能治愈的。

黄帝说：人有身体髀部、大腿、小腿都肿胀，并且环绕肚脐周围疼痛，这是什么疾病呢？岐伯说：病名叫伏梁，这是由于风邪久留于体内所致。邪气流溢于大肠而留着于肓膜，因为肓膜的起源在肚脐下部，所以环绕脐部作痛。这种病不可用按摩方法治疗。否则就会造成小便涩滞不利的疾病。

黄帝说：人有尺部脉搏跳动数疾，筋脉拘急外现的，这是什么病呢？岐伯说：这就是所谓疹筋病，此人腹部必然拘急，如果面部见到或白或黑的颜色，病情则更加严重。

黄帝说：有人患头痛已经多年，不愈，这是怎么得的？叫做什么病呢？岐伯说：此人当受过严重的寒邪侵犯，寒气向内侵入骨髓，脑为髓海，寒气由骨髓上逆于脑，所以使人头痛，齿为骨之余，故牙齿也痛，病由寒邪上逆所致，所以病名叫做"厥逆"。

黄帝说：有患口中发甜的，病名叫什么？是怎样得的呢？岐伯说：这是由于五味的精气向上泛溢所致，病名叫脾瘅。五味入于口，藏于胃，其精气上输于脾，脾为胃输送食物的精华，因病津液停留在脾，致使脾气向上泛溢，就会使人口中发甜，这是由于肥甘美味所引起的疾病。患这种病的人，必然经常吃甘美而肥腻的食物，肥腻能使人生内热，甘味能使人中满，所以脾运失常，脾热上溢，就会转成消渴病。本病可用兰草治疗，以排除蓄积郁热之气。

黄帝说：有病口中发苦的，应取足少阳胆经的阳陵泉治疗，仍然不愈，这是什么病？是怎样得的呢？岐伯说：病名叫胆瘅。肝为将军之官，主谋虑，胆为中正之官，主决断，诸谋虑取决于胆，咽部为之外使。患者因屡次谋略而不能决断，情绪苦闷，遂使胆失却正常的功能，胆汁循经上泛，所以口中发苦。治疗时应取胆募日月穴和背部的胆俞穴，这种治法，记载于《阴阳十二官相使》中。

黄帝说：有患瘅病的，一天要解数十次小便，这是正气不足的现象。同时又有身热如炭火，咽喉与胸膺之间有格塞不通的感觉，人迎脉躁动急数，呼吸喘促，肺气上逆，这又是邪气有余的现象。寸口脉微细如头发，这也是正气不足的表现。这种病的原因究竟在哪里？叫做什么病呢？岐伯说：此病是太阴脾脏不足，热邪炽盛在胃，症状却偏重在肺，病的名字叫做厥，属于不能治的死症。这就是所谓"五有余、二不足"的症候。黄帝说：什么叫"五有余、二不足"呢？岐伯说：所谓"五有余"，就是身热如炭，喘息，气逆等五种病气有余的证候。所谓"二不足"，就是瘅一日数十溲，脉微细如发两种正气不足的证候。现在患者外见五有余，内见二不足，这种病既不能依有余而攻其表，又不能从不足而补其里，所以说必死无疑了。

黄帝说：人出生以后就患有癫痫病的，病的名字叫什么？是怎样得的呢？岐伯说：病的名字叫胎病，这种病是胎儿在母腹中得的，由于其母曾受到很大的惊恐，气逆于上而不下，精也随而上逆，精气并聚不散，影响及胎儿，故其子生下来就患癫痫病。

黄帝说：面目浮肿，像有水状，切按脉搏大而且紧，身体没有痛处，形体也不消瘦，但不能吃饭，或者吃得很少，这种病叫什么呢？岐伯说：这种病发生在肾脏，名叫肾风。肾风病人到了不能吃饭，常常惊恐的阶段，若惊后心气不能恢复，心肾俱败，神气消亡，就为死证。

# 长刺节论篇第五十五

## 【提要】

论若干种疾病的针刺方法。

刺家不诊，听病者言。在头，头疾痛，为针之，刺至骨病已，上无伤骨肉及皮，皮者道也。

阳刺，入一傍四处，治寒热。深专者刺大脏，迫脏刺背，背俞也，刺之迫脏，脏会，腹中寒热去而止。与刺之要，发针而浅出血。

治痈肿者，刺痈上，视痈小大深浅刺。刺大者多血，小者深之，必端内针为故止。

病在少腹有积，刺皮髓以下，至少腹而止；刺侠脊两傍四椎间，刺两髂髎季胁肋间，导腹中气热下已。

病在少腹，腹痛不得大小便，病名曰疝，得之寒。刺少腹两股间，刺腰髁骨间，刺而多之，尽炅病已。

病在筋，筋挛节痛，不可以行，名曰筋痹。刺筋上为故，刺分肉间，不可中骨也。病起筋炅，病已止。

病在肌肤，肌肤尽痛，名曰肌痹，伤于寒湿。刺大分、小分，多发针而深之，以热为故。无伤筋骨，伤筋骨，痈发若变。诸分尽热，病已止。

病在骨，骨重不可举，骨髓酸痛，寒气至，名曰骨痹，深者刺，无伤脉肉为故。其道大分、小分，骨热病已止。

病在诸阳脉，且寒且热，诸分且寒且热，名曰狂。刺之虚脉，视分尽热，病已止。病初发，岁一发；不治，月一发；不治，月四五发，名曰癫病。刺诸分诸脉，其无寒者，以针调之，病已止。

病风，且寒且热，炅汗出，一日数过，先刺诸分理络脉；汗出且寒且热，三日一刺，百日而已。

病大风，骨节重，须眉堕，名曰大风。刺肌肉为故，汗出百日，刺骨髓，汗出百日，凡二百日，须眉生而止针。

## 【译文】

精通针术的医家，在尚未诊脉之时，还需听取病人的自诉。病在头部，且头痛剧烈，可以用针刺治疗（在头部取穴），刺至骨部，病就能痊愈，但针刺深浅须恰当，不要损伤骨肉与皮肤。虽然皮肤为针刺出入必经之路，仍应注意勿使其受损。

阳刺之法，是中间直刺一针，左右斜刺四针，以治疗寒热的疾患。若病邪深入专攻内脏，当刺五脏的募穴；邪气进迫五脏，当刺背部的五脏俞穴，邪气迫脏而针刺背俞，是因为背俞是脏气聚会的地方。待腹中寒热消除之后，针刺就可以停止。针刺的要领，是出针时使其稍微出一点血。

治疗痈肿，应刺痈肿的部位，并根据其大小，决定针刺的深浅。刺大的痈肿，宜多出血，对小的深部痈肿要深刺，一定要端直进针，以达到病所为止。

病在少腹而有积聚，应针刺腹部皮肉丰厚之处以下的部位，向下直到少腹为止；再针刺第四椎间两旁的穴位和髎骨两侧的居髎穴，以及季胁肋间的穴位，以引导腹中热气下行，则病可以痊愈。

病在少腹，腹痛且大小便不通，病名叫疝，是受寒所致。应针刺少腹到两大腿内侧间以及腰部和髁骨间的穴位，针刺穴位要多，到少腹部都出现热感，病就痊愈了。

病在筋，筋脉拘挛，关节疼痛，不能行动，病名为筋痹。应针刺在患病的筋上，由于筋脉在分肉之间，与骨相连，所以针从分肉间刺入，应注意不能刺伤骨。待有病的筋脉出现热感，说明病已痊愈，可以停止针刺。

病在肌肤，周身肌肤疼痛，病名叫肌痹，这是被寒湿之邪侵犯所致。应针刺大小肌肉会合之处，取穴要多，进针要深，以局部产生热感为度。不要伤及筋骨，若损伤了筋骨，就会引起痈肿或其他病变。待各肌肉会合之处都出现热感，说明病已痊愈，可以停止针刺。

病在骨，肢体沉重不能抬举，骨髓深处感到酸痛，局部寒冷，病名为骨痹。治疗时应深刺，以不伤血脉肌肉为度。针刺的道路在大小分肉之间，待骨部感到发热，说明病已痊愈，可以停止针刺。

病在手足三阳经脉，出现或寒或热的症状，同时各分肉之间有或寒或热的感觉，这叫狂病。针刺用泻法，使阳脉的邪气外泄，观察各处分肉，若全部出现热感，说明病已痊愈，应该停止针刺。有一种病，初起每年发作一次；若不治疗，则变为每月发作一次；若仍不治疗，则每月发作三四次，这叫癫病。治疗时应针刺各大小分肉以及各部经脉，若没有寒冷的症状，可用针刺调治，直到病愈为止。

风邪侵袭人体，出现或寒或热的症状，热则汗出，一日发作数次，应首先针刺各分肉腠理及络脉；若依然汗出且或寒或热，可以三天针刺一次，治疗一百天，疾病就痊愈了。

病因大风侵袭，出现骨节沉重，胡须眉毛脱落，病名为大风。应针刺肌肉，使之出汗，连续治疗一百天后，再针刺骨髓，仍使之出汗，也治疗一百天，总计治疗二百天，直到胡须眉毛重新生长，方可停止针刺。

# 四时刺逆从论篇第六十四

## 【提要】

阐述针刺必须顺应四时变化的原理及误刺伤五脏的危害。

帝曰：逆四时而生乱气，奈何？岐伯曰：春刺络脉，血气外溢，令人少气；春刺肌肉，血气环逆，令人上气；春刺筋骨，血气内著，令人腹胀。夏刺经脉，血气乃竭，令人解㑊；夏刺肌肉，血气内却，令人善恐；夏刺筋骨，血气上逆，令人善怒。秋刺经脉，血气上逆，令人善忘；秋刺络脉，气不外行，令人卧不欲动；秋刺筋骨，血气内散，令人寒栗。冬刺经脉，血气皆脱，令人目不明；冬刺络脉，内气外泄，留为大痹；冬刺肌肉，阳气竭绝，令人善忘。凡此四时刺者，大逆之病，不可不从也，反之，则生乱气相淫病焉。故刺不知四时之经，病之所生，以从为逆，正气内乱，与精相薄。必审九候，正气不乱，精气不转。

刺五脏，中心一日死，其动为噫；中肝五日死，其动为语；中肺三日死，其动为咳；中肾六日死，其动为嚏、欠；中脾十日死，其动为吞。刺伤人五脏必死，其动则依其脏之所变，候知其死也。

## 【译文】

黄帝说：针刺违反了四时而导致气血逆乱是怎样的？岐伯回答说：春天刺络脉，会使血气向外散溢，使人发生少气无力；春天刺肌肉，会使血气循环逆乱，使人发生上气咳喘；春天刺筋骨，会使血气留着在内，使人发生腹胀。夏天刺经脉，会使血气衰竭，使人疲倦懈惰；夏天刺肌肉，会使血气内却，使人易于恐惧；夏天刺筋骨，会使血气上逆，使人易于发怒。秋天刺经脉，会使血气上逆，使人易于忘事；秋天刺络脉，人体气血正值内敛而不能外行，所以使人阳气不足而嗜卧懒动；秋天刺筋骨，会使血气耗散于内，使人发生寒战。冬天刺经脉，会使血气虚脱，使人发生目视不明；冬天刺络脉，则收敛在内的真气外泄，体内血行不畅而成"大痹"；冬天刺肌肉，会使阳气竭绝于外，使人易于忘事。以上这些四时的刺法，都将严重地违背四时变化而导致疾病发生，所以不能不注意顺应四时变化而施刺；否则就会产生逆乱之气，扰乱人体生理功能而生病的呀！所以针刺不懂得四时经气的盛衰和疾病之所以产生的道理，不是顺应四时而是违背四时变化，从而导致正气逆乱于内，邪气便与精气相结聚了。一定要仔细审察九候的脉象，这样进行针刺，正气就不会逆乱，邪气也不会与精气相聚了。

如果针刺误中了五脏，刺中心脏一天就要死亡，其变动的症状为噫气；刺中肝脏五天就要死亡，其变动的症状为多语；刺中肺脏三天就要死亡，其变动的症状为咳嗽；刺中肾脏六天就要死亡，其变动的症状为喷嚏和呵欠；刺中脾脏十天就要死亡，其变动的症状为吞咽之状等。刺伤了人的五脏，必致死亡，其变动的症状也随所伤之脏而又各不相同，因此可以根据它来测知死亡的日期。

# 标本病传论篇第六十五

## 【提要】

论述标本学说在临床上的运用。

黄帝问曰：病有标本，刺有逆从，奈何？岐伯曰：凡刺之方，必别阴阳，前后相应。逆从得施，标本相移。故曰：有其在标而求之于标，有其在本而求之于本，有其在本而求之于标，有其在标而求之于本。故治有取标而得者，有取本而得者，有逆取而得者，有从取而得者。故知逆与从，正行无问；知标本者，万举万当；不知标本，是谓妄行。

夫阴阳、逆从、标本之为道也，小而大，言一而知百病之害。少而多，浅而博，可以言一而知百也。以浅而知深，察近而知远。言标与本，易而勿及。

治反为逆，治得为从。先病而后逆者治其本，先逆而后病者治其本；先寒而后生病者治其本，先病而后生寒者治其本；先热而后生病者治其本，先热而后生中满者治其标；先病而后泄者治其本，先泄而后生他病者治其本，必且调之，乃治其他病；先病而后生中满者治其标，先中满而后烦心者治其本。人有客气，有固气。大小不利治其标；小大利治其本；病发而有余，本而标之，先治其本，后治其标；病发而不足，标而本之，先治其标，后治其本。谨察间甚，以意调之，间者并行，甚者独行。先小大不利而后生病者治其本。

夫病传者,心病先心痛,一日而咳;三日胁支痛;五日闭塞不通,身痛体重;三日不已,死。冬夜半,夏日中。

肺病喘咳,三日而胁支满痛;一日身重体痛;五日而胀;十日不已,死。冬日入,夏日出。

肝病头目眩,胁支满,三日体重身痛;五日而胀;三日腰脊少腹痛,胫痠;三日不已,死。冬日入,夏早食。

脾病身痛体重,一日而胀;二日少腹腰脊痛,胫痠;三日背膂筋痛,小便闭;五日身体重;十日不已,死。冬人定,夏晏食。

肾病少腹腰脊痛,骺痠,三日背膂筋痛,小便闭;三日腹胀;三日两胁支痛。三日不已,死。冬大晨,夏晏晡。

胃病胀满,五日少腹腰脊痛,骺痠;三日背膂筋痛,小便闭;五日身体重。六日不已,死。冬夜半后,夏日昳。

膀胱病小便闭,五日少腹胀,腰脊痛,骺痠;一日腹胀;一日身体痛;二日不已,死。冬鸡鸣,夏下晡。

诸病以次相传,如是者,皆有死期,不可刺;间一脏止,及至三四脏者,乃可刺也。


## 【译文】

黄帝问道:疾病有标和本的分别,刺法有逆和从的不同,是怎么回事?岐伯回答说:大凡针刺的准则,必须辨别其阴阳属性,联系其前后关系。恰当地运用逆治和从治,灵活地处理治疗中的标本先后关系。所以说有的病在标就治标,有的病在本就治本,有的病在本却治标,有的病在标却治本。在治疗上,有治标而缓解的,有治本而见效的,有逆治而痊愈的,有从治而成功的。所以懂得了逆治和从治的原则,便能进行正确的治疗而不必疑虑;知道了标本之间的轻重缓急,治疗时就能万举万当;如果不知标本,那就是盲目行事了。

关于阴阳、逆从、标本的道理，看起来很小，而应用的价值却很大，所以谈一个阴阳标本逆从的道理，就可以知道许多疾病的利害关系；由少可以推多，执简可以驭繁，所以一句话可以概括许多事物的道理。从浅显入手可以推知深微，观察目前的现象可以了解它的过去和未来。不过，讲标本的道理是容易的，可运用起来就比较难了。迎着病邪而泻的方法就是"逆"治，顺应经气而补的方法就是"从"治。

先患某病而后发生气血逆乱的，先治其本；先气血逆乱而后生病的，先治其本。先有寒而后生病的，先治其本；先有病而后生寒的，先治其本。先有热后生病的，先治其本；先有热而后生中满腹胀的，先治其标。先有某病而后发生泄泻的，先治其本；先有泄泻而后发生其他疾病的，先治其本。必须先把泄泻调治好，然后再治其他病。先患某病而后发生中满腹胀的，先治其标；先患中满腹胀而后出现烦心的，先治其本。人体疾病过程中有邪气和正气的相互作用，凡是出现了大小便不利的，先通利大小便以治其标；大小便通利则治其本病。疾病发作表现为邪气有余，就用"本而标之"的治法，即先祛邪以治其本，后调理气血、恢复生理功能以治其标；疾病发作表现为正气不足，就用"标而本之"的治法，即先固护正气防止虚脱以治其标，后祛除邪气以治其本。总之，必须谨慎地观察疾病的轻重深浅和缓解期与发作期中标本缓急的不同，用心调理；凡病轻的，或缓解期，可以标本同治；凡病重的，或发作期，应当采取专一的治本或治标的方法。另外，如果先有大小便不利而后并发其他疾病的，应当先治其本病。

大凡疾病的传变，心病先发心痛，过一日病传于肺而咳嗽；再过三日病传于肝而胁肋胀满；再过五日病传于脾而大便闭塞不通、身体疼痛沉重；再过三日不愈，就要死亡：冬天死于半夜，夏天死于中午。

肺病先发喘咳，三日不好则病传于肝，则胁肋胀满疼痛；再过一日病邪传脾，则身体沉重疼痛；再过五日病邪传胃，则发生腹胀。再过十日不愈，就要死亡：冬天死于日落之时，夏天死于日出之时。

肝病则先头痛目眩，胁肋胀满，三日后病传于脾而身体沉重疼痛；再过五日病传于胃，产生腹胀；再过三日病传于肾，产生腰脊少腹疼痛，腿胫发酸；再过三日不愈，就要死亡：冬天死于日落之时，夏天死于吃早饭的时候。

脾病则先身体沉重疼痛，一日后病邪传入于胃，发生腹胀；再过二日病邪传于肾，发生少腹腰脊疼痛，腿胫发酸；再过三日病邪入膀胱，发生背脊筋骨间疼痛，小便不通；再过十日不愈，就要死亡：冬天死于申时之后，夏天死于寅时之后。

肾病则先少腹腰脊疼痛，腿胫发酸，三日后病邪传入膀胱，发生背脊筋骨疼痛，小便不通；再过三日病邪传入于胃，产生腹胀；再过三日病邪传入于肝，发生两胁胀痛；再过三日不愈，就要死亡：冬天死于天亮，夏天死于黄昏。

胃病则先腹部胀满，五日后病邪传于肾，发生少腹腰脊疼痛，腿胫发酸；再过三日病邪传入膀胱，发生背脊筋骨疼痛，小便不通；再过五日病邪传于脾，则身体沉重；再过六日不愈，就要死亡：冬天死于半夜之后，夏天死于午后。

膀胱发病则先小便不通，五日后病邪传于肾，发生少腹胀满，腰脊疼痛，腿胫发酸；再过一日病邪传于胃，发生腹胀；再过一日病邪传于脾，发生身体疼痛；再过二日不愈，就要死亡：冬天死于半夜后，夏天死于下午。

各种疾病按次序这样相传，正如上面所说的，都有一定的死期，不可以用针刺治疗；假如是间脏相传就不易再传下去，即使传过三脏、四脏，还是可以用针刺治疗的。

# 气交变大论篇第六十九

【提要】

论五运之化的太过或不及所引起的病变。

帝曰：五运之化，太过何如？岐伯曰：岁木太过，风气流行，脾土受邪。民病飧泄，食减，体重，烦冤，肠鸣，腹支满，上应岁星。甚则忽忽善怒，眩冒巅疾。化气不政，生气独治，云物飞动，草木不宁，甚而摇落，反胁痛而吐甚，冲阳绝者，死不治，上应太白星。

岁火太过，炎暑流行，肺金受邪。民病疟，少气咳喘，血溢血泄注下，嗌燥耳聋，中热肩背热，上应荧惑星。甚则胸中痛，胁支满胁痛，膺背肩胛间痛，两臂内痛，身热肤痛而为浸淫。收气不行，长气独明，雨冰霜寒，上应辰星。上临少阴少阳，火燔焫，冰泉涸，物焦槁，病反谵妄狂越，咳喘息鸣，下甚血溢泄不已，太渊绝者，死不治。上应荧惑星。

岁土太过，雨湿流行，肾水受邪。民病腹痛，清厥意不乐，体重烦冤，上应镇星。甚则肌肉萎，足痿不收，行善瘈，脚下痛，饮发中满食减，四支不举。变生得位，脏气伏，化气独治之，泉涌河衍，涸泽生鱼，风雨大至，土崩溃，鳞见于陆，病腹满溏泄肠鸣，反下甚而太谿绝者，死不治，上应岁星。

岁金太过，燥气流行，肝木受邪。民病，两胁下少腹痛，目赤痛眦疡，耳无所闻。肃杀而甚，则体重烦冤，胸痛引背，两胁满且痛引少腹，上应太白星。甚则喘咳逆气，肩背痛，尻阴股膝髀腨胻足皆病，上应荧惑星。收气峻，生气下，草木敛，苍干凋陨，病反暴痛，胠胁不可反侧，咳逆甚而血溢，太冲绝者死不治，上应太白星。

岁水太过，寒气流行，邪害心火。民病身热烦心，躁悸，阴厥上下中寒，谵妄心痛，寒气早至，上应辰星。甚则腹大胫肿，喘咳，寝汗出，憎风，大雨至，埃雾朦郁，上应镇星。上临太阳，则雨冰雪，霜不时降，湿气变物，病反腹满肠鸣，溏泄食不化，渴而妄冒。神门绝者，死不治。上应荧惑、辰星。

帝曰：善。其不及何如？岐伯曰：悉乎哉问也！岁木不及，燥乃大行，生气失应，草木晚荣，肃杀而甚，则刚木辟著，悉萎苍干，上应太白星。民病中清，胠胁痛，少腹痛，肠鸣溏泄。凉雨时至，上应太白星，其谷苍。上临阳明，生气失政，草木再荣，化气乃急，上应太白、镇星，其主苍早。复则炎暑流火，湿性燥，柔脆草木焦槁，下体再生，华实齐化，病寒热疮疡疿胗痈痤。上应荧惑、太白，其谷白坚。白露早降，收杀气行，寒雨害物，虫食甘黄，脾土受邪，赤气后化，心气晚治，上胜肺金，白气乃屈，其谷不成，咳而鼽，上应荧惑、太白星。

岁火不及，寒乃大行，长政不用，物荣而下，凝惨而甚，则阳气不化，乃折荣美，上应辰星。民病胸中痛，胁支满，两胁痛，膺背肩胛间及两臂内痛，郁冒朦昧，心痛暴喑，胸腹大，胁下与腰背相引而痛，甚则屈不能伸，髋髀如别。上应荧惑、辰星，其谷丹。复则埃郁，大雨且至，黑气乃辱，病骛溏腹满，食饮不下，寒中肠鸣，泄注腹痛，暴挛痿痹，足不任身。上应镇星、辰星，玄谷不成。

岁土不及，风乃大行，化气不令，草木茂荣。飘扬而甚，秀而不实，上应岁星。民病飧泄霍乱，体重腹痛，筋骨繇复，肌肉瞤酸，善怒。藏气举事，蛰虫早附，咸病寒中。上应岁星、镇星，其谷龄。复则收政严峻，名木苍凋，胸胁暴痛，下引少腹，善太息。虫食甘黄，气客于脾，龄谷乃减，民食少失味。苍谷乃损，上应太白、岁星。上临厥阴，流水不冰，蛰虫来见，藏气不用，白乃不复，上应岁星，民乃康。

岁金不及，炎火乃行，生气乃用，长气专胜，庶物以茂，燥烁以行，上应荧惑星。民病肩背瞀重，鼽嚏血便注下，收气乃后，上应太白、荧惑星，其谷坚芒。复则寒雨暴至，乃零冰雹霜雪杀物，阴厥且格，阳反上行，头脑户痛，延及囟顶发热。上应辰星、荧惑，丹谷不成。民病口疮，甚则心痛。

岁水不及，湿乃大行，长气反用，其化乃速，暑雨数至，上应镇星。民病腹满身重，濡泄寒疡流水，腰股痛发，腘腨股膝不便，烦冤，足痿，清厥，脚下痛，甚则跗肿，藏气不政，肾气不衡，上应镇星、辰星，其谷秬。上临太阴，则大寒数举，蛰虫早藏，地积坚冰，阳光不治，民病寒疾于下，甚则腹满浮肿，上应镇星、荧惑，其主龄谷。复则大风暴发，草偃木零，生长不鲜，面色时变，筋骨并辟，肉𥀢瘛，目视𥅆𥅆，物疏璺，肌肉胗发，气并鬲中，痛于心腹，黄气乃损，其谷不登，上应岁星、镇星。

帝曰：善。愿闻其时也。岐伯曰：悉乎哉问也！木不及，春有鸣条律畅之化，则秋有雾露清凉之政；春有惨凄残贼之胜，则夏有炎暑燔烁之复，其眚东，其脏肝，其病内舍胠胁，外在关节。

火不及，夏有炳明光显之化，则冬有严肃霜寒之政；夏有惨凄凝冽之胜，则不时有埃昏大雨之复。其眚南，其脏心，其病内舍膺胁，外在经络。

土不及，四维有埃云润泽之化，则春有鸣条鼓拆之政；四维发振拉飘腾之变，则秋有肃杀霖霆之复。其眚四维，其脏脾，其病内舍心腹，外在肌肉四支。

金不及，夏有光显郁蒸之令，则冬有严凝整肃之应；夏有炎烁燔燎之变，则秋有冰雹霜雪之复。其眚西，其脏肺，其病内舍膺胁肩背，外在皮毛。

水不及，四维有湍润埃云之化，则不时有和风生发之应；四维发埃昏骤注之变，则不时有飘荡振拉之复。其眚北，其脏肾，其病内舍腰脊骨髓，外在谿谷踹膝。

夫五运之政，犹权衡也，高者抑之，下者举之，化者应之，变者复之。此生长化成收藏之理，气之常也；失常则天地四塞矣。故曰：天地之动静，神明为之纪；阴阳之往复，寒暑彰其兆。此之谓也。

## 【译文】

黄帝问道：五运气化太过怎样？岐伯说：木运太过，则风气流行，脾土受其侵害。人们多患消化不良性的泄泻，饮食减少，肢体沉重无力，烦闷抑郁，肠中鸣响，肚腹胀满，这是由于木气太过的缘故。在天上应木星的光明，显示木气过于亢盛的征象。甚至会不时容易发怒，并出现头昏眼花等头部病症。这是土气无权，木气独胜的现象，好像天上的云在飞跑，地上的万物迅速变动，草木动摇不定，甚至树倒草偃。如病人的胁部疼痛，呕吐不止。若冲阳脉绝，多死亡而无法治疗。在天上应金星光明，这是显示木胜则金气制之。

火运太过，则暑热流行，肺受火邪。人们多患疟疾，呼吸少气，咳嗽气喘，吐血衄血，二便下血，水泻如注，咽喉干燥，耳聋，胸中热，肩背热。在天上应火星光明，显示火热之气过于亢盛的征象。在人体甚至会有胸中疼痛，胁下胀满，胁痛，胸背肩胛间等部位疼痛，两臂内侧疼痛，身热肤痛，而发生浸淫疮。这是金气不振，火气独明的现象，火气过旺就会有雨冰霜寒的变化，这是火热之极，寒水来复的关系。在天上应水星光明，这是显示火盛则水气制之。如果遇到少阴或少阳司天的年份，火热之气更加亢盛，有如燃烧烤灼，以致水源干涸，植物焦枯。人们发病，多见谵语妄动，发狂越常，咳嗽气喘痰鸣，火气甚于下部则血从二便下泄不止。若太渊脉绝，多死亡而无法治疗。在天上应火星光明，这是火盛的表现。

土运太过，则雨湿之气流行，肾受湿邪。人们多病腹痛。四肢厥冷，情绪忧郁，身体困重而烦闷，这是土气太过所致。在天上应土星光明。甚至见肌肉枯萎，两足痿弱不能行动，抽掣挛痛，土病则不能克制水，以致水饮之邪积于体内而生胀满，饮食减少，四肢无力，不能举动。若遇土旺之时，水气无权，土气独旺，则湿令大行，因此泉水喷涌，河水高涨，本来干涸的池沼也会孳生鱼类了，若木气来复，风雨暴至，使堤岸崩溃，河水泛滥，陆地可出现鱼类。人们就会病独腹胀满，大便溏泄，肠鸣，泄泻不止。而太谿脉绝，多死亡而无法治疗。在天上应木星光明。

金运太过，则燥气流行，邪气伤肝。人们多病两胁之下及少腹疼痛，目赤而痛，眼梢溃烂，耳朵听不到声音。燥金之气过于亢盛，就会身体重而烦闷，胸部疼痛并牵引及背部，两胁胀满，而痛势下连少腹。在天上应金星光明。甚则发生喘息咳嗽，呼吸困难，肩背疼痛，尻、阴、股、膝、髀、腨、胻、足等处都感疼痛的病症。在天上应火星光明。如金气突然亢盛，水气下降，在草木则生气收敛，枝叶枯干涸落。在人们的疾病多见肤胁急剧疼痛，不能转动翻身，咳嗽气逆，甚至吐血衄血。若太冲脉绝，多死亡而无法治疗。在天上应金星光明。

水运太过，则寒气流行，邪气损害心。人们多患发热，心悸，烦躁，四肢逆冷，全身发冷，谵语妄动，心痛。寒气非时早至，在天上应水星光明。水邪亢盛则有腹水，足胫浮肿，气喘咳嗽，盗汗，怕风。土气来复则大雨下降，尘土飞扬如露一样的迷蒙郁结，在天上应土星光明。如遇太阳寒水司天，则雨冰霜雪不时下降，湿气大盛，物变其形。人们多患腹中胀满，肠鸣便泻，食不化，渴而妄冒。如神门脉绝，多死亡而无法治疗。在天上应火星光明。

黄帝道：很好。五运不及怎样？岐伯说：问得真详细啊！木运不及，燥气就会旺盛，生气与时令不相适应，草木不能当时生荣。肃杀之气亢盛，使劲硬的木受刑而碎裂如辟，本来柔嫩苍翠的枝叶变为萎弱干枯，在天上应金星光明。人们多患中气虚寒，肤胁部疼痛，少腹痛，腹中鸣响，大便溏泄。在气候方面是冷雨不时下降，在天上应金星光明，在五谷是青色的谷不能成熟。如遇阳明司天，金气抑木，木气失却了应有的生气，草木在夏秋再变繁荣，所以开花结实的过程非常急促，很早就凋谢，在天上应金、土二星光明。金气抑木，木起反应而生火，于是就会炎热如火，湿润的变为干燥，柔嫩脆弱的变为干枯焦槁枝叶从根部重新生长，开花结实并见。在人体则炎热之气郁于皮毛，多病寒热、疮疡、痱疹、痈痤。在天上应金、火二星，在五谷则外强中干，秀而不实。白霜提早下降，秋收肃杀之气流行，寒雨非时，损害万物，味甘色黄之物多被虫蛀，所以稻谷没有收获。在人则脾土受其邪，火气后起，所以心气亦继之亢盛，火气克金，金气乃得抑制，所以其谷物不能成熟，在疾病是咳嗽鼻塞。在天上应金星与火星。

火运不及，寒气就旺盛，夏天生长之气不能发挥作用，万物就缺乏向上茂盛的力量。阴寒凝滞之气过盛，则阳气不能生化，繁荣美丽的生机就受到摧折，在天上应水星光明。人们的疾病是胸中疼痛，胁部胀满，两胁疼痛，上胸部、背部、肩胛之间及两臂内侧都感疼痛，抑郁眩晕，头目不清，心痛，突然失音，胸腹肿大，胁下与腰背互相牵引而痛，甚则四肢屈不能伸展，髋骨与大腿之间不能活动自如。在天上应火星失明、水星光明，赤色的谷类不能成熟。火被水抑，火起反应则生土气来复，于是埃尘郁冒，大雨倾盆，水气受到抑制，故病见大便时时溏泄，腹中胀满，饮食不下，腹中寒冷鸣响，大便泄泻如注，腹中疼痛，两足急剧拘挛、萎缩麻木、不能行走。在天上应土星光明、水星失明。黑色之谷不能成熟。

土运不及，风气因而流行，土气失却生化之能力，风气旺盛，则草木茂盛繁荣。生化无能，则秀而不实，在天上应木星光明。人们的疾病多见消化不良的泄泻，上吐下泻的霍乱，身体重，腹中痛，筋骨动摇，肌肉跳动酸疼，时常容易发怒。寒水之气失制而旺，在虫类提早伏藏，在人都病寒泄中满，在天上应木星光明、土星失明，黄色之谷类不能成熟。木邪抑土，土起反应则生金，于是秋收之气当令，出现一派严肃峻烈之气，坚固的树木也不免要枝叶凋谢，所以胸胁急剧疼痛，波及少腹，常呼吸少气而太息。凡味甘色黄之物被虫蛀食，邪气客于脾上，人们多病饮食减少，食而无味。金气胜木，所以青色之谷受到损害，在天上应金星光亮、土星减明。如遇厥阴司天相火在泉，则流水不能结冰，本来早已冬眠的虫类，重新又活动起来。不及的土运，得在泉相火之助，所以寒水之气不致独旺，而土得火助木气不能客土，所以也没有金气的反应，而人们也就康健，在天上应木星正常。

金运不及，火气与木气就相应地旺盛，长夏之气专胜，所以万物因而茂盛，干燥烁热，在天上应火星光明。人们多患肩背闷重，鼻塞流涕，喷嚏，大便下血，泄泻如注。秋收之气不能及时而至，在天上应金星失明、火星光明，白色的谷类不能及时成熟。火邪抑金起反应而生水，于是寒雨之气突然而来，以致降落冰雹霜雪，杀害万物，阴气厥逆而格拒，使阳气反而上行，所以头后部疼痛，痛势连及头顶，发热。在天上应水星光明、火星失明，在谷类应红色之谷不能成熟。人们多病口腔生疮，甚至心痛。

水运不及，湿土之气因而大盛，水不制火，火气反而生旺，天气炎热，不时下雨，万物的生化很迅速，在天上应土星光明。人们多患腹胀，身体困重，大便溏泄，阴性疮疡脓水稀薄，腰股疼痛，下肢关节活动不利，烦闷抑郁，两脚萎弱厥冷，脚低疼痛，甚至足背浮肿。这是由于冬藏之气不能发挥作用，肾气不平衡，在天上应土星光明，水星失明，在谷类应黑黍不能成熟。如遇太阴司天，寒水在泉，则寒气时时侵袭，虫类很早就冬眠，地上的积水结成厚冰，阳气伏藏，不能发挥它温暖的作用，人们多患下半身的寒性疾病，甚至腹满浮肿，在天上应土星光明、火星失明，在谷类应黄色之稻成熟。土邪抑水而起反应则生风木，因而大风暴发。草类偃伏，树木凋零，生长的力量不能显著，面色时时改变，筋骨拘急疼痛，活动不利，肌肉跳动抽掣，两眼昏花，视觉不明或失常，物体视之若分裂，肌肉发出风疹，若邪气侵入胸膈之中，就有心腹疼痛。这是木气太过，土气受伤，属土的谷类没有收获，在天上应木星光明，土星失明。

黄帝说：很好。希望听你讲一讲五气与四时相应的关系。岐伯说：问得真详细啊！木运不及的，如果春天有和风使草木萌芽抽条的正常时令，那秋天也就有雾露润泽而凉爽的正常气候；如果春天反见寒冷惨凄霜冻残贼的秋天气候，那夏天就特别炎热的反应。它的自然灾害在东方。在人体应在肝脏，其病所内在肤胁部，外在筋骨关节。

火运不及的，如果夏天有景色显明的正常气候，那冬天也就有严肃霜寒的正常时令；如果夏天反见萧条惨凄寒冻的冬天气候，那时常会有倾盆大雨的反应。它的自然灾害在南方，在人体应在心脏，其病所内在胸胁部，外在经络。

土运不及的，如果辰、戌、丑、未月有尘土飘扬和风细雨的正常时令，那春天也就有风和日暖的正常气候；如果辰、戌、丑、未月仅见狂风拔倒树木的变化，那秋天也就有久雨霜雪的反应。它的自然灾害在四隅，在人体应在脾脏，其病所内在心腹，外在肌肉四肢。

金运不及的，如果夏天有景色显明树木茂盛的正常时令，那冬天也就有冰冻寒冷的正常气候；如果夏天出现如火烧灼的过于炎热的气候，那秋天就会有冰雹霜雪的反应。它的自然灾害在西方，在人体应在肺脏，其病所内在胸胁肩背，外在皮毛。

水运不及的，辰、戌、丑、未月有尘砂荡扬而无暴雨的气候，则时常有和风生发的正常气候；如果辰、戌、丑、未月出现飞砂走石狂风暴雨的变化，则时时会有吹断的树木飘荡的反应。它的自然灾害在北方，在人体应在肾脏，其病所内在腰脊骨髓，外在肌肉之会与小腿膝弯等处。

要之，五运的作用，好似权衡之器，太过的加以抑制，不及的加以帮助，正常则和平，反常则必起反应，这是生长化成收藏的道理，是四时气候应有的规律，如果失却了这些规律，天地之气不升不降，就是闭塞不通了。所以说：天地的动静，受自然力量的规律所控制；阴去阳来、阳去阴来的变化，可以从四时寒暑来显示出它的征兆。就是这个意思。

# 五常政大论篇第七十

## 【提要】

从自然变化及万物的关系，谈到对人体疾病的治疗原则和方法。

故曰：补上下者从之，治上下者逆之，以所在寒热盛衰而调之。故曰：上取、下取、内取、外取，以求其过。能毒者以厚药，不胜毒者以薄药，此之谓也。气反者，病在上，取之下；病在下，取之上；病在中，旁取之。治热以寒，温而行之；治寒以热，凉而行之；治温以清，冷而行之；治清以温，热而行之。故消之，削之，吐之，下之，补之，泻之，久新同法。

帝曰：病在中而不实不坚，且聚且散，奈何？岐伯曰：悉乎哉问也！无积者求其脏，虚则补之，药以祛之，食以随之，行水渍之，和其中外，可使毕已。

帝曰：有毒无毒，服有约乎？岐伯曰：病有久新，方有大小，有毒无毒，固宜常制矣。大毒治病，十去其六；常毒治病，十去其七；小毒治病，十去其八；无毒治病，十去其九。谷肉果菜，食养尽之，无使过之，伤其正也。不尽，行复如法，必先岁气，无伐天和，无盛盛，无虚虚，而遗人夭殃。无致邪，无失正，绝人长命！

帝曰：其久病者，有气从不康，病去而瘠，奈何？岐伯曰：昭乎哉圣人之问也！化不可代，时不可违，夫经络以通，血气以从，复其不足，与众齐同，养之和之，静以待时，谨守其气，无使倾移，其形乃彰，生气以长，命曰圣王。故《大要》曰：无代化，无违时，必养必和，待其来复。此之谓也。

## 【译文】

所以说：因司天、在泉之气不及而病不足的，用补法当顺其气，因太过而病有余的，治疗时当逆其气，根据其寒热盛衰进行调治。所以说：从上、下、内、外取治，总要探求致病的原因。凡体强能耐受毒药的就给以性味厚的药物，体弱而不能胜任毒药的就给以性味薄而和缓的药物，就是这个道理。若病气有相反的，如病在上的，治其下；病在下的，治其上；病在中的，治其四旁。治热病用寒药，而用温服的方法；治寒病用热药，而用凉服的方法；治温病用凉药，而用冷服的方法；治清冷的病用温药，而用热服的方法。故用消法通积滞，用削法攻坚积，用土法治上部之实，用下法通下部之实，补法治虚证，泻法治实证，凡久病新病，都可根据这些原则进行治疗。

黄帝道：若病在内，不实也不坚硬，有时聚而有形，有时散而无形，那怎样治疗呢？岐伯说：您问得真仔细！这种病如果没有积滞的，应当从内脏方面去探求，虚的用补法，有邪的可先用药驱其邪，然后以饮食调养之，或用水渍法调和其内外，便可使病痊愈。

黄帝道：有毒药和无毒药，服用时有一定的规律吗？岐伯说：病有新有久，处方有大有小，药物有毒无毒，服用时当然有一定的规则。凡用大毒之药，病去十分之六，不可再服；一般的毒药，病去十分之七，不可再服；小毒的药物，病去十分之八，不可再服；即使没有毒的药物，病去十分之九，也不必再服。以后就用谷类、肉类、果类、蔬菜等饮食调养，使邪去正复而病痊愈，不要用药过度，以免伤其正气。如果邪气未尽，再用药时仍如上法。必须首先知道该年的气候情况，不可违反天人相应的规律。不要实证用补使其重实，不要虚证误下使其重虚，而造成使人夭折生命的灾害。不要误补而使邪气更盛，不要误泻而损伤人体正气，断送了人的性命！

黄帝道：有久病的人，气机虽已调顺而身体不得康复，病虽去而形体依然瘦弱，应当怎样处理呢？岐伯说：您问得真细啊！要知道天地之气化，是不可用人力来代行的，四时运行的规律，是不可以违反的。若经络已经畅通，血气已经和顺，要恢复正气的不足，使之与平常人一样，必须注意保养，协调阴阳，耐心等待天时，谨慎守护真气，不使有所消耗，它的形体就可以壮实，生气就可以长养，这就是圣王的法度。所以《大要》上说：不要以人力来代替天地之气化，不要违反四时的运行规律，必须善于调养，协调阴阳，等待真气的恢复。就是这个意思。

# 六元正纪大论篇第七十一

**【提要】**

论孕妇患病的用药原则及治疗郁病的方法。

黄帝问曰：妇人重身，毒之何如？岐伯曰：有故无殒，亦无殒也。帝曰：愿闻其故何谓也。岐伯曰：大积大聚，其可犯也，衰其太半而止，过者死。

帝曰：善。郁之甚者，治之奈何？岐伯曰：木郁达之，火郁发之，土郁夺之，金郁泄之，水郁折之，然调其气，过者折之，以其畏也，所谓泻之。帝曰：假者何如？岐伯曰：有假其气，则无禁也。所谓主气不足，客气胜也。

帝曰：至哉圣人之道！天地大化，运行之节，临御之纪，阴阳之政，寒暑之令，非夫子孰能通之！请藏之灵兰之宝，署曰六元正纪，非斋戒不敢示，慎传也。

**【译文】**

黄帝问道：妇女怀孕，若用毒药攻伐时，会怎样呢？岐伯回答说：只要有应攻伐的疾病存在，则母体不会受伤害，胎儿也不会受伤害。黄帝说：我想听听这是什么道理。岐伯说：身虽有妊，而有大积大聚这种病，是可以攻伐的，但是在积聚衰减一大半时，就要停止攻伐，攻伐太过了就要引起死亡。

黄帝说：好。郁病之严重者，应当怎样治疗呢？岐伯说：肝木郁的，应当舒畅调达之；心火郁的，应当发散之；脾土郁的，应当劫夺之；肺金郁的，应当渗泄之；肾水郁的，应当折抑之。这样去调整五脏的气机，凡气太过的，就要折服其气，因为太过则畏折，就是所谓泻法。黄帝说：假借之气致病，应当怎样治疗呢？岐伯说：如果主气不足而有假借之气时，就不必遵守"用寒远寒，用热远热"等禁忌法则了。这就是所谓主气不足，客气胜之而有非时之气的意思。

　　黄帝说：圣人的要道真伟大呀！关于天地的变化，运行的节律，运用的纲领，阴阳的治化，寒暑的号令，不是先生谁能通晓它！我想把它藏在灵兰室中，署名叫六元正纪，不经过洗心自戒，不敢随意将其展示，不是诚心实意的人，不可轻意传授给他。

# 刺法论篇第七十二

**【提要】**

论预防、治疗五疫的方法及外邪干犯脏腑十二官发病的刺法。

黄帝曰：余闻五疫之至，皆相染易，无问大小，病状相似，不施救疗，如何可得不相移易者？岐伯曰：不相染者，正气存内，邪不可干，避其毒气，无牝从来，复得其往，气出于脑，即不邪干。气出于脑，即室先想心如日。欲将入于疫室，先想青气自肝而出，左行于东，化作林木。次想白气自肺而出，右行于西，化作戈甲。次想赤气自心而出，南行于上，化作焰明。次想黑气自肾而出，北行于下，化作水。次想黄气自脾而出，存于中央，化作土。五气护身之毕，以想头上如北斗之煌煌，然后可入于疫室。

又一法，于春分之日，日未出而吐之。又一法，于雨水日后，三浴以药泄汗。又一法，小金丹方：辰砂二两，水磨雄黄一两，叶子雌黄一两，紫金半两，同入合中，外固，了地一尺筑地实，不用炉，不须药制，用火二十斤煅之也，七日终，候冷七日取，次日出合子，埋药地中七日，取出顺日研之三日，炼白沙蜜为丸，如梧桐子大。每日望东吸日华气一口，冰水下一丸，和气咽之。服十粒，无疫干也。

黄帝问曰：人虚即神游失守位，使鬼神外干，是致夭亡，何以全真？愿闻刺法。岐伯稽首再拜曰：昭乎哉问！谓神移失守，虽在其体，然不致死，或有邪干，故令夭寿。只如厥阴失守，天以虚，人气肝虚，感天重虚，即魂游于上，邪干，厥大气，身温犹可刺之，刺其足少阳之所过，次刺肝之俞。人病心虚，又遇君相二火司天失守，感而三虚，遇火不及，黑尸鬼犯之，令人暴亡，可刺手少阳之所过，复刺心俞。人脾病，又遇太阴司天失守，感而三虚，又遇土不及，青尸鬼邪犯之于人，令人暴亡，可刺足阳明之所过，复刺脾之俞。人肺病，遇阳明司天失守，感而三虚，又遇金不及，有赤尸鬼干人，令人暴亡，可刺手阳明之所过，复刺肺俞。人肾病，又遇太阳司天失守，感而三虚，又遇水运不及之年，有黄尸鬼干犯人正气，吸人神魂，致暴亡，可刺足太阳之所过，复刺肾俞。

黄帝问曰：十二脏之相使，神失位，使神彩之不圆，恐邪干犯，治之可刺？愿闻其要。岐伯稽首再拜曰：悉乎哉！问至理，道真宗，此非圣帝，焉究斯源！是谓气神合道，契符上天。心者，君主之官，神明出焉，可刺手少阴之源。肺者，相传之官，治节出焉，可刺手太阴之源。肝者，将军之官，谋虑出焉，可刺足厥阴之源。胆者，中正之官，决断出焉，可刺足少阳之源。膻中者，臣使之官，喜乐出焉，可刺心包络所流。脾为谏议之官，知周出焉，可刺脾之源。胃为仓廪之官，五味出焉，可刺胃之源。大肠者，传道之官，变化出焉，可刺大肠之源。小肠者，受盛之官，化物出焉，可刺小肠之源。肾者，作强之官，伎巧出焉，刺其肾之源。三焦者，决渎之官，水道出焉，刺三焦之源。膀胱者，州都之官，精液藏焉，气化则能出矣，刺膀胱之源。凡此十二官者，不得相失也。是故刺法有全神养真之旨，亦法有修真之道，非治疾也，故要修养和神也。道贵常存，补神固根，精气不散，神守不分，然即神守而虽不去，亦能全真，人神不守，非达至真。至真之要，在乎天玄，神守天息，复入本元，命曰归宗。

## 【译文】

黄帝说：我听说五疫发病，都可互相传染，不论大人与小孩，症状都一样，若不用上法治疗，怎样能使它不至互相传染呢？岐伯说：五疫发病而不受感染的，是由于正气充实于内，邪气不能触犯，还必须避其毒气，邪气自鼻孔而入，又从鼻孔而出，正气出自于脑，则邪气不能干犯。所谓正气出之于脑，就是说，在屋内先要集中神思，觉得自心好像太阳一样的光明。将要进入病室时，先想象有青气自肝脏发出，向左而运行于东方，化作繁荣的树木，以诱导肝气。其次想象有白气自肺脏发出，向右而运行于西方，化作干戈金甲，以诱导肺气。其次想象有赤气自心脏而出，向南而运行于上方，化作火焰光明，以诱导心气。其次想象有黑气自肾脏发出，向北而运行于下方，化作寒冷之水，以诱导肾气。其次想象黄气自脾脏发出，存留于中央，化作黄土，以诱导脾气。有了五脏之气护身之后，还要想象头上有北斗星的光辉照耀，然后才可进入病室。

又有一种方法，在春分日，太阳尚未出时，运用吐法，以吐故纳新。又有一种方法，在雨水节后，用药水洗浴三次，使汗液外泄，以驱除邪气。又有一种方法，小金丹方：辰砂二两，水磨的雄黄一两，上好雌黄一两，紫金半两，一起放入盒中，外面封固，入地一尺筑一个坚实的地坑，不用火炉，不须其他药物炮制，用燃料二十斤火煅即七天完毕，等到冷却，七日后取出，等到第二天，从盒中取出，将药埋在土中，七日后取出，每日研之，三日后，炼成白沙蜜做为药丸，像梧桐子那样大，每天清晨日初出时，向东吸取精华之气一口，用冰水送服药丸一丸，连同吸气一起咽下，服用十粒，便没有疫气触犯了。

黄帝问道：人体虚弱，就会使神志游离无主，失其常位，从而使邪气自外部干扰，因而导致不正常的死亡，怎样才能保全真气呢？我想听听关于针刺救治的方法。岐伯再次跪拜回答说：你提这个问题很高明啊！神志虽然游离无主，失其常位，但并没有离开形体，这样也不至于死亡，若再有邪气侵犯，因而便会造成短命而亡。例如厥阴司天不得迁正，失守其位，天气因虚，若人体肝气素虚，感受天气之虚邪，谓之重虚，使神魂不得归藏而游离于上，邪气侵犯则大气厥逆，身体温暖的，尚可以针刺救治，先刺足少阳脉气所过的原穴"丘墟"，再刺背部肝脏的俞穴"肝俞"，以补本脏之气。人体素病心气虚弱，又遇到君火或相火司天不得迁正，失守其位，若脏气复伤，感受外邪，谓之三虚，遇到火不及时，水疫之邪侵犯，使人突然死亡，可以先刺手少阳脉气所过的原穴"阳池"，再刺背部心脏的俞穴"心俞"，以补本脏之气。人体素病脾气虚弱，有遇到太阴司天不得迁正，失守其位，若脏气复伤，感受外邪，谓之三虚，又遇到土不及时，木疫之邪侵犯，使人突然死亡，可以先刺足阳明脉气所过的原穴"冲阳"，再刺背部脾脏的俞穴"脾俞"，以补本脏之气。人体素病肺气虚弱，遇到阳明司天不得迁正，失守其位，若脏气复伤，感受外邪，谓之"三虚"，又遇到金不及时，火疫之邪侵犯，使人突然死亡，可以先刺手阳明脉气所过的原穴"合谷"，再刺背部肺脏的俞穴"肺俞"，以补本脏之气。人体素病肾气虚弱，又遇到太阳司天，不得迁正，失守其位，若脏气复伤，感受外邪，谓之"三虚"，又遇到水运不及之年，土疫之邪侵犯，伤及正气，人的神魂像被取去一样，致使突然死亡，可以先刺足太阳脉气所过的原穴"京骨"，再刺背部肾脏的俞穴"肾俞"，以补本脏之气。

　　黄帝问道：十二个脏器是相互为用的，若脏腑的神气，失守其位，就会使神采不能丰满，恐怕为邪气侵犯，可以用刺法治疗，我想听听关于这些刺法的要点。岐伯再次跪拜回答说：你问得很详细啊！问及这些至要道理，真正的宗旨，若不是圣明的帝王，岂能深究这些根源！这就是所谓精、气、神，合乎一定的自然规律，符合司天之气。心之职能比如君主，神明由此而出，可以刺手少阴脉的原穴"神门"。肺的职能，比如太傅，治理与调节的作用，由此而出，可以刺手太阴脉的原穴"太渊"。肝的职能，比如将军，深谋远虑，由此而出，可以刺足厥阴脉的原穴"太冲"。胆的职能，比如中正，临事决断，由此而出，可以刺足少阳脉的原穴"丘墟"。膻中的职能，比如臣使，欢喜快乐，由此而出，可以刺心包络脉所流的荥穴"劳宫"。脾的职能，比如谏议，智慧周密，由此而出，可以刺脾足太阴脉的原穴"太白"。胃的职能，比如仓廪，饮食五味，由此而出，可以刺足阳明脉的原穴"冲阳"。大肠的职能，比如传导，变化糟粕，由此而出，可以刺大肠手阳明脉的原穴"合谷"。小肠的职能，比如受盛，化生精微，由此而出，可以刺小肠太阳脉的原穴"腕骨"。肾的职能，比如作强，才能技巧，由此而出，可以刺肾足少阴脉的原穴"太溪"。三焦的职能，比如决渎，水液隧道，由此而出，可以刺三焦手少阳脉的原穴"阳池"。膀胱的职能，比如州都，为精液储藏之处，通过气化，才能排出，可以刺膀胱足太阳脉的原穴"京骨"。以上这十二脏器的职能，不得相失，因此刺法有保全神气调养真元的意义，也具有修养真气的道理，并不只能单纯治疗疾病，所以一定要修养与调和神气。调养神气之道，贵在持之以恒，补养神气，巩固根本，使精气不能离散，神气内守而不得分离，只有神守不去，才能保全真气，若人神不守，就不能达到至真之道，至真的要领，在于天玄之气，神能守于天息，复入本元之气，叫做归宗。

# 本病论篇第七十三

## 【提要】

论五脏虚实与运气失常发病的关系。

黄帝曰：人气不足，天气如虚，人神失守，神光不聚，邪鬼干人，致有夭亡，可得闻乎？岐伯曰：人之五脏，一脏不足，又会天虚，感邪之至也。人忧愁思虑即伤心，又或遇少阴司天，天数不及，太阴作接间至，即谓天虚也，此即人气天气同虚也。又遇惊而夺精，汗出于心，因而三虚，神明失守。心为君主之官，神明出焉，神失守位，即神游上丹田，在帝太一帝君泥丸宫下，神既失守，神光不聚，却遇火不及之岁，有黑尸鬼见之，令人暴亡。人饮食、劳倦即伤脾，又或遇太阴司天，天数不及，即少阳作接间至，即谓天虚也，此即人气虚而天气虚也。又遇饮食饱甚，汗出于胃，醉饱行房，汗出于脾，因而三虚，脾神失守。脾为谏议之官，智周出焉，神既失守，神光失位而不聚也，却遇土不及之年，或己年或甲年失守，或太阴天虚，青尸鬼见之，令人卒亡。人久坐湿地，强力入水即伤肾。肾为作强之官，伎巧出焉。因而三虚，肾神失守，神志失位，神光不聚，却遇水不及之年，或辛不会符，或丙年失守，或太阳司天虚，有黄尸鬼至，见之令人暴亡。人或恚怒，气逆上而不下，即伤肝也。又遇厥阴司天，天数不及，即少阴作接间至，是谓天虚也，此谓天虚人虚也。又遇疾走恐惧，汗出于肝，肝为将军之官，谋虑出焉。神位失守，神光不聚，又遇木不及年，或丁年不符，或壬年失守，或厥阴司天虚也，有白尸鬼见之，令人暴亡也。已上五失守者，天虚而人虚也，神游失守其位，即有五尸鬼干人，令人暴亡也，谓之曰尸厥。人犯五神易位，即神光不圆也。非但尸鬼，即一切邪犯者，皆是神失守位故也。此谓得守者生，失守者死，得神者昌，失神者亡。

## 【译文】

黄帝说：人的正气不足，天气如不正常，则神志失守，神光不得聚敛，邪气伤人，导致暴亡，我可以听听这是什么道理吗？岐伯说：人的五脏，只要有一脏不足，又遇上岁气不及，就要感受邪气。人若过度忧愁思虑就要伤心，又或遇少阴司天之年，天气不及，则间气太阴接之而至，这就是所谓天虚，也就是人气与天气同虚。又因遇惊而劫夺精气，汗出而伤心之液，因而形成三虚，则神明失守。心为一身之君主，神明由此而出，神明失守其位，则游离于上丹田，也就是泥丸宫下，神既失守而不得聚敛，却又遇到火运不及之年，必有水疫之邪气发病，使人突然死亡。人若饮食不节，劳倦过度就要伤脾，又或遇天阴司天之年，天气不及，则间气少阳接之而至，这就是所谓天虚，也就是人气虚与天气虚。又遇饮食过饱，汗出伤胃之液，或醉饱行房，汗出伤脾之液，因而形成三虚，则脾之神志失守。脾的职能比之于谏议，智谋周密自此而出，神既失守其位而不得聚敛，却又遇土运不及之年，或己年或甲年失守其位而天地不能合德，或太阴司天不及之年，必有土疫之邪气发病，使人突然死亡。人若久坐湿地，或强力劳动而又入水则必伤肾脏。肾的职能是作强，一切伎巧都由此而出，由于人虚加以天气虚，因而形成三虚，使肾的神志失守，神志失守其位而不得聚敛，却遇水运不及之年，或上辛与下丙不相符合，或上丙与下辛失守其位，或太阳司天不及之年，必有土疫邪气发病，使人突然死亡。人或忿怒，气上逆而不下，就要伤肝。又或遇厥阴司天，天气不及，则间气少阴接之而至，这就是所谓天虚，也就是天虚与人虚。又或遇急走恐惧，则汗出而伤肝之液。肝的职能，比之于将军，人的谋虑自此而出，神志失守其位而不聚敛，又遇木运不及之年，或丁年上丁与下壬不相符合，或上壬与下丁失守其位，或厥阴司天天气不及，必有金疫邪气发病，使人突然死亡。上述五种失守其位，乃是由于天气虚与人气虚，致使神志游离失守其位，便会有五疫之邪伤人，使人突然死亡，名叫尸厥。人犯了五脏神志易位，就会使神光不圆，不但是疫邪，一切邪气伤人，都是由于神志失守其位的缘故。所以说，神志内守的就可以生，神志失守的就要死亡，得神者就会安康，失神者就要死亡。

# 至真要大论篇第七十四

## 【提要】

　　论述司天在泉、少阴在泉、太阴在泉、少阳在泉、阳明在泉、太阳在泉所引起的疾病，并提出了相应的治疗方法。

　　帝曰：天地之气，内淫而病，何如？岐伯曰：岁厥阴在泉，风淫所胜，则地气不明，平野昧，草乃早秀。民病洒洒振寒，善伸数欠，心痛支满，两胁里急，饮食不下，鬲咽不通，食则呕，腹胀善噫，得后于气，则快然如衰，身体皆重。

　　岁少阴在泉，热淫所胜，则焰浮川泽，阴处反明。民病腹中常鸣，气上冲胸，喘不能久立，寒热皮肤痛，目瞑齿痛颐肿，恶寒发热如疟，少腹中痛，腹大，蛰虫不藏。

　　岁太阴在泉，草乃早荣，湿淫所胜，则埃昏岩谷，黄反见黑，至阴之交。民病饮积，心痛，耳聋，浑浑焞焞，嗌肿喉痹，阴病血见，少腹痛肿，不得小便，病冲头痛，目似脱，项似拔，腰似折，髀不可以回，腘如结，腨如别。

　　岁少阳在泉，火淫所胜，则焰明郊野，寒热更至。民病注泄赤白，少腹痛，溺赤，甚则血便，少阴同候。

　　岁阳明在泉，燥淫所胜，则霿雾清暝。民病喜呕，呕有苦，善大息，心胁痛不能反侧，甚则嗌干面尘，身无膏泽，足外反热。

　　岁太阳在泉，寒淫所胜，则凝肃惨栗。民病少腹控睾，引腰脊，上冲心痛，血见，嗌痛颔肿。

帝曰：善。治之奈何？岐伯曰：诸气在泉，风淫于内，治以辛凉，佐以苦，以甘缓之，以辛散之。热淫于内，治以咸寒，佐以甘苦，以酸收之，以苦发之。湿淫于内，治以苦热，佐以酸淡，以苦燥之，以淡泄之。火淫于内，治以咸冷，佐以甘辛，以酸收之，以苦发之。燥淫于内，治以苦温，佐以甘辛，以苦下之。寒淫于内，治以甘热，佐以苦辛，以咸泻之，以辛润之，以苦坚之。

## 【译文】

黄帝问道：司天在泉之气，淫胜于内而发病的情况是怎样的？岐伯说：厥阴在泉之年，风气淫盛，则地气不明，原野昏暗不清，草类提早结实。人们多病洒洒然振栗恶寒，时喜伸腰呵欠，心痛而有撑满感，两侧胁里拘急不舒，饮食不下，胸膈咽部不利，食入则呕吐，腹胀，多暖气，得大便或转矢气后觉得轻快好像病情衰减，全身沉重。

少阴在泉之年，热气淫盛，川泽中阳气蒸腾，阴处反觉清明。人们多病，腹中时常鸣响，逆气上冲胸脘，气喘不能久立，寒热，皮肤痛，眼模糊，齿痛，目下肿，恶寒发热如疟状，少腹疼痛，腹部胀大。气候温热，虫类迟不伏藏。

太阴在泉之年，草类提早开花，湿气淫盛，则岩谷之间昏暗浑浊，黄色见于水位，与至阴之气色相交合。人们多病饮邪积聚，心痛，耳聋，头目不清，咽喉肿胀，喉痹，阴病而有出血症状，少腹肿痛，小便不通，气上冲头痛，眼如脱出，项部似拔，腰像折断，大腿不能转动，膝弯结滞不灵，小腿肚好像裂开样。

少阳在泉之年，火气淫盛，则郊野烟明，时寒时热。人们多病泄泻如注，下痢赤白，少腹痛，小便赤色，甚则血便。其余症候与少阴在泉之年相同。

阳明在泉之年，燥气淫盛，则雾气清冷昏暗。人们多病喜呕，呕吐苦水，常叹息，心胁部疼痛不能转侧，甚至咽喉干，面暗如蒙尘，身体干枯而不润泽，足外侧反热。

太阳在泉之年，寒气淫盛，则天地间凝肃惨栗。人们多病少腹疼痛牵引睾丸、腰脊，向上冲心而痛，出血，咽喉痛，颔部肿。

黄帝说：对。怎样治疗呢？岐伯说：凡是在泉之气，风气太过而侵淫体内的，主治用辛凉，辅佐用苦味，用甘味来缓和肝木，用辛味来散其风邪；热气太过而侵淫体内的，主治用咸寒，辅佐用甘苦，以酸味收敛阴气，用苦药来发泄热邪；湿气太过而侵淫体内的，主治用苦热，辅佐用酸淡，用苦味药以燥湿，用淡味药以渗泄湿邪；火气太过而侵淫体内的，主治用咸冷，辅佐用苦辛，以酸味药收敛阴气，以苦味药发泄火邪；燥气太过而侵淫体内的，主治用苦温，辅佐用甘辛，以苦味泄下；寒气太过而侵淫体内的，主治用甘热，辅佐用苦辛，用咸以泻水，用辛味以温润，以苦味来巩固阳气。

## 【提要】

阐述五运六气浮胜郁复所引起的疾病，指出诊断的方法和治疗的原则。

帝曰：天气之变何如？岐伯曰：厥阴司天，风淫所胜，则太虚埃昏，云物以扰，寒生春气，流水不冰，蛰虫不去。民病胃脘当心而痛，上支两胁，鬲咽不通，饮食不下，舌本强，食则呕，冷泄腹胀，溏泄，瘕水闭，病本于脾。冲阳绝，死不治。

少阴司天，热淫所胜，怫热至，火行其政，大雨且至。民病胸中烦热，嗌干，右胠满，皮肤痛，寒热咳喘，唾血血泄，鼽衄嚏呕，溺色变，甚则疮疡胕肿，肩背臂臑及缺盆中痛，心痛肺䐜，腹大满，膨膨而喘咳，病本于肺，尺泽绝，死不治。

太阴司天，湿淫所胜，则沉阴且布，雨变枯槁，胕肿骨痛阴痹，阴痹者按之不得，腰脊头项痛，时眩，大便难，阴气不及，饥不欲食，咳唾则有血，心如悬，病本于肾。太谿绝，死不治。

少阳司天，火淫所胜，则温气流行，金政不平。民病头痛，发热恶寒而疟，热上皮肤痛，色变黄赤，传而为水，身面胕肿，腹满仰息，泄注赤白，疮疡，咳唾血，烦心，胸中热，甚则鼽衄，病本于肺。天府绝，死不治。

阳明司天，燥淫所胜，则木乃晚荣，草乃晚生，筋骨内变。大凉革候，名木敛生菀于下，草焦上首，蛰虫来见。民病左胠胁痛，寒清于中感而疟，咳，腹中鸣，注泄鹜溏，心胁暴痛，不可反侧，嗌干面尘，腰痛，丈夫㿗疝，妇人少腹痛，目昧眦疡，疮痤痈，病本于肝。太冲绝，死不治。

太阳司天，寒淫所胜，则寒气反至，水且冰，运火炎烈，雨暴乃雹。民病血变于中，发为痈疡。厥心痛，呕血，血泄，鼽衄，善悲，时眩仆。胸腹满，手热肘挛，腋肿，心澹澹大动，胸胁胃脘不安，面赤目黄，善噫，嗌干，甚则色炲，渴而欲饮，病本于心。神门绝，死不治。所谓动气，知其脏也。

帝曰：善。治之奈何？岐伯曰：司天之气，风淫所胜，平以辛凉，佐以苦甘，以甘缓之，以酸泻之。热淫所胜，平以咸寒，佐以苦甘，以酸收之。湿淫所胜，平以苦热，佐以酸辛，以苦燥之，以淡泄之。湿上甚而热，治以苦温，佐以甘辛，以汗为故而止。火淫所胜，平以咸冷，佐以苦甘，以酸收之，以苦发之，以酸复之，热淫同。燥淫所胜，平以苦温，佐以酸辛，以苦下之。寒淫所胜，平以辛热，佐以甘苦，以咸泻之。

帝曰：善。邪气反胜，治之奈何？岐伯曰：风司于地，清反胜之，治以酸温，佐以苦甘，以辛平之。热司于地，寒反胜之，治以甘热，佐以苦辛，以咸平之。湿司于地，热反胜之，治以苦冷，佐以咸甘，以苦平之。火司于地，寒反胜之，治以甘热，佐以苦辛，以咸平之。

燥司于地，热反胜之，治以平寒，佐以苦甘，以酸平之，以和为利。寒司于地，热反胜之，治以咸冷，佐以甘辛，以苦平之。

帝曰：其司天邪胜何如？岐伯曰：风化于天，清反胜之，治以酸温，佐以甘苦；热化于天，寒反胜之，治以甘温，佐以苦酸辛；湿化于天，热反胜之，治以苦寒，佐以苦酸；火化于天，寒反胜之，治以甘热，佐以苦辛；燥化于天，热反胜之，治以辛寒，佐以苦甘；寒化于天，热反胜之，治以咸冷，佐以苦辛。

帝曰：六气相胜奈何？岐伯曰：厥阴之胜，耳鸣头眩，愦愦欲吐，胃鬲如寒；大风数举，倮虫不滋，胠胁气并，化而为热，小便黄赤，胃脘当心而痛，上支两胁，肠鸣飧泄，少腹痛，注下赤白，甚则呕吐，鬲咽不通。

少阴之胜，心下热善饥，脐下反动，气游三焦；炎暑至，木乃津，草乃萎，呕逆，躁烦，腹满痛，溏泄，传为赤沃。

太阴之胜，火气内郁，疮疡于中，流散于外，病在胠胁，甚则心痛热格，头痛喉痹项强，独胜则湿气内郁，寒迫下焦，痛留顶，互引眉间，胃满；雨数至，湿化乃见，少腹满，腰脽重强，内不便，善注泄，足下温，头重足胫胕肿，饮发于中，胕肿于上。

少阳之胜，热客于胃，烦心心痛，目赤欲呕，呕酸善饥，耳痛溺赤，善惊谵妄，暴热消烁，草萎水涸，介虫乃屈，少腹痛，下沃赤白。

阳明之胜，清发于中，左胠胁痛，溏泄，内为嗌塞，外发癫疝，大凉肃杀，华英改容，毛虫乃殃，胸中不便，嗌塞而咳。

太阳之胜，凝凓且至，非时水冰，羽乃后化，痔疟发，寒厥入胃，则内心生痛，阴中乃疡，隐曲不利，互引阴股，筋肉拘苛，血脉凝泣，络满色变，或为血泄，皮肤否肿，腹满食减，热反上行，头项囟顶脑户中痛，目如脱，寒入下焦，传为濡泻。

帝曰：治之奈何？岐伯曰：厥阴之胜，治以甘清，佐以苦辛，以酸泻之。少阴之胜，治以辛寒，佐以苦咸，以甘泻之。太阴之胜，治以咸热，佐以辛甘，以甘泻之。少阳之胜，治以辛寒，佐以甘咸，以甘泻之。阳明之胜，治以酸温，佐以辛甘，以苦泄之。太阳之胜，治以甘热，佐以辛酸，以咸泻之。

帝曰：六气之复何如？岐伯曰：悉乎哉问也！厥阴之复，少腹坚满，里急暴痛，偃木飞沙，倮虫不荣，厥心痛，汗发呕吐，饮食不入，入而复出，筋骨掉眩，清厥，甚则入脾，食痹而吐。冲阳绝，死不治。

少阴之复，燠热内作，烦躁鼽嚏，少腹绞痛，火见燔焫，嗌燥，分注时止，气动于左，上行于右，咳，皮肤痛，暴喑心痛，郁冒不知人，乃洒淅恶寒，振栗谵妄，寒已而热，渴而欲饮，少气骨痿，隔肠不便，外为浮肿，哕噫；赤气后化，流水不冰，热气大行，介虫不复，病疿胗疮疡，痈疽痤痔，甚则入肺，咳而鼻渊。天府绝，死不治。

太阴之复，湿变乃举，体重中满，食饮不化，阴气上厥，胸中不便，饮发于中，咳喘有声。大雨时行，鳞见于陆，头顶痛重，而掉瘛尤甚，呕而密默，唾吐清液，甚则入肾，窍泻无度。太谿绝，死不治。

少阳之复，大热将至，枯燥燔热，介虫乃耗，惊瘛咳衄，心热烦躁，便数憎风，厥气上行，面如浮埃，目乃瞤瘛，火气内发，上为口糜，呕逆，血溢血泄，发而为疟，恶寒鼓栗，寒极反热，嗌络焦槁，渴引水浆，色变黄赤，少气脉萎，化而为水，传为胕肿，甚则入肺，咳而血泄。尺泽绝，死不治。

阳明之复，清气大举，森林苍干，毛虫乃厉。病生胠胁，气归于左，善太息，甚则心痛否满，腹胀而泄，呕苦咳哕，烦心，病在鬲中，头痛，甚则入肝，惊骇筋挛。太冲绝，死不治。

太阳之复，厥气上行，水凝雨冰，羽虫乃死，心胃生寒，胸膈不利，心痛否满，头痛善悲，时眩仆，食减，腰雕反痛，屈伸不便，地裂冰坚，阳光不治，少腹控睾，引腰脊，上冲心，唾出清水，及为哕噫，甚则入心，善忘善悲。神门绝，死不治。

帝曰：善。治之奈何？岐伯曰：厥阴之复，治之寒酸，佐以甘辛，以酸泻之，以甘缓之。少阴之复，治以咸寒，佐以苦辛，以甘泻之，以酸收之，辛苦发之，以咸软之。太阴之复，治以苦热，佐以酸辛，以苦泻之，燥之，泄之。少阳之复，治以咸冷，佐以苦辛，以咸软之，以酸收之，辛苦发之，发不远热，无犯温凉，少阴同法。阳明之复，治以辛温，佐以苦甘，以苦泄之，以苦下之，以酸补之。太阳之复，治以咸热，佐以甘辛，以苦坚之。治诸胜复，寒者热之，热者寒之，湿者清之，清者温之，散者收之，抑者散之，燥者润之，急者缓之，坚者软之，脆者坚之，衰者补之，强者泻之，各安其气，必清其静，则病气衰去，归其所宗，此治之大体也。

帝曰：善。气之上下何谓也？岐伯曰：身半以上，其气三矣，天之分也，天气主之。身半以下，其气三矣，地之分也，地气主之。以名命气，以气命处，而言其病。半，所谓天枢也。故上胜而下俱病者，以地名之；下胜而上俱病者，以天名之。所谓胜至，报气屈伏而未发也。复至，则不以天地异名，皆如复气为法也。

帝曰：胜复之动，时有常乎？气有必乎？岐伯曰：时有常位，而气无必也。帝曰：愿闻其道也。岐伯曰：初气终三气，天气主之，胜之常也。四气尽终气，地气主之，复之常也。有胜则复，无胜则否。帝曰：善。复已而胜何如？岐伯曰：胜至则复，无常数也，衰乃止耳。复已而胜，不复则害，此伤生也。帝曰：复而反病何也？岐伯曰：居非其位，不相得也。大复其胜则主胜之，故反病也。所谓火燥热也。

帝曰：治之何如？岐伯曰：夫气之胜也，微者随之，甚者制之。

气之复也，和者平之，暴者夺之。皆随胜气，安其屈伏，无问其数，以平为期，此其道也。

帝曰：善。客主之胜复奈何？岐伯曰：客主之气，胜而无复也。帝曰：其逆从何如？岐伯曰：主胜逆，客胜从，天之道也。

帝曰：其生病何如？岐伯曰：厥阴司天，客胜则耳鸣掉眩，甚则咳；主胜则胸胁痛，舌难以言。少阴司天，客胜则鼽嚏，颈项强，肩背瞀热，头痛少气，发热耳聋目瞑，甚则胕肿血溢，疮疡咳喘；主胜则心热烦躁，甚则胁痛支满。太阴司天，客胜则首面胕肿，呼吸气喘；主胜则胸腹满，食已而瞀。少阳司天，客胜则丹胗外发，及为丹熛疮疡，呕逆喉痹，头痛嗌肿，耳聋血溢，内为瘛疭；主胜则胸满，咳仰息，甚而有血，手热。阳明司天，清复内余，则咳衄嗌塞，心鬲中热，咳不止而白血出者死。太阳司天，客胜则胸中不利，出清涕，感寒则咳；主胜则喉嗌中鸣。

厥阴在泉，客胜则大关节不利，内为痉强拘瘛，外为不便；主胜则筋骨繇并，腰腹时痛。少阴在泉，客胜则腰痛，尻股膝髀腨胻足病，瞀热以酸，胕肿不能久立，溲便变；主胜则厥气上行，心痛发热，鬲中众痹皆作，发于胠胁，魄汗不藏，四逆而起。太阴在泉，客胜则足痿下重，便溲不时，湿客下焦，发而濡泻，及为肿隐曲之疾；主胜则寒气逆满，食饮不下，甚则为疝。少阳在泉，客胜则腰腹痛而反恶寒，甚则下白溺白；主胜则热反上行而客于心，心痛发热，格中而呕。少阴同候。阳明在泉，客胜则清气动下，少腹坚满而数便写；主胜则腰重腹痛，少腹生寒，下为鹜溏，则寒厥于肠，上冲胸中，甚则喘不能久立。太阳在泉，寒复内余，则腰尻痛，屈伸不利，股胫足膝中痛。

帝曰：善。治之奈何？岐伯曰：高者抑之，下者举之，有余折之，不足补之，佐以所利，和以所宜，必安其主客，适其寒温，同者逆之，异者从之。

帝曰：治寒以热，治热以寒，气相得者逆之，不相得者从之，余以知之矣。其于正味何如？岐伯曰：木位之主，其泻以酸，其补以辛。火位之主，其泻以甘，其补以咸。水位之主，其泻以咸，其补以苦。厥阴之客，以辛补之，以酸泻之，以甘缓之。少阴之客，以咸补之，以甘泻之，以咸收之。太阴之客，以甘补之，以苦泻之，以甘缓之。少阳之客，以咸补之，以甘泻之，以咸软之。阳明之客，以酸补之，以辛泻之，以苦泄之。太阳之客，以苦补之，以咸泻之，以苦坚之，以辛润之。开发腠理，致津液通气也。

帝曰：善。愿闻阴阳之三也何谓？岐伯曰：气有多少，异用也。帝曰：阳明何谓也？岐伯曰：两阳合明也。帝曰：厥阴何也？岐伯曰：两阴交尽也。

帝曰：气有多少，病有盛衰，治有缓急，方有大小，愿闻其约奈何？岐伯曰：气有高下，病有远近，证有中外，治有轻重，适其至所为故也。《大要》曰：君一臣二，奇之制也；君二臣四，偶之制也；君二臣三，奇之制也；君二臣六，偶之制也。故曰：近者奇之，远者偶之；汗者不以奇，下者不以偶；补上治上制以缓，补下治下制以急。急则气味厚，缓则气味薄。适其至所，此之谓也。病所远而中道气味之者，食而过之，无越其制度也。是故平气之道，近而奇偶，制小其服也。远而奇偶，制大其服也。大则数少，小则数多。多则九之，少则二之。奇之不去则偶之，是谓重方。偶之不去，则反佐以取之，所谓寒热温凉，反从其病也。

帝曰：善。病生于本，余知之矣。生于标者，治之奈何：岐伯曰：病反其本，得标之病，治反其本，得标之方。

帝曰：善。六气之胜，何以候之？岐伯曰：乘其至也。清气大来，燥之胜也，风木受邪，肝病生焉。热气大来，火之胜也，金燥受邪，肺病生焉。寒气大来，水之胜也，火热受邪，心病生焉。湿气大来，土之胜也，寒水受邪，肾病生焉。风气大来，木之胜也，土湿受邪，脾病生焉。所谓感邪而生病也。乘年之虚，则邪甚也。失时之和，亦邪甚也。遇月之空，亦邪甚也。重感于邪，则病危矣。有胜之气，其必来复也。

帝曰：其脉至何如？岐伯曰：厥阴之至其脉弦；少阴之至其脉钩；太阴之至其脉沉；少阳之至大而浮；阳明之至短而涩；太阳之至大而长。至而和则平，至而甚则病，至而反者病，至而不至者病，未至而至者病，阴阳易者危。

帝曰：六气标本，所从不同奈何？岐伯曰：气有从本者，有从标本者，有不从标本者也。帝曰：愿卒闻之。岐伯曰：少阳、太阴从本，少阴、太阳从本从标，阳明、厥阴，不从标本，从乎中也。故从本者，化生于本；从标本者有标本之化；从中者以中气为化也。帝曰：脉从而病反者，其诊何如？岐伯曰：脉至而从，按之不鼓，诸阳皆然。帝曰：诸阴之反，其脉何如？岐伯曰：脉至而从，按之股甚而盛也。

是故百病之起，有生于本者，有生于标者，有生于中气者，有取本而得者，有取标而得者，有取中气而得者，有取标本而得者，有逆取而得者，有从取而得者。逆，正顺也；若顺，逆也。故曰：知标与本，用之不殆，明知逆顺，正行无问。此之谓也。不知是者，不足以言诊，足以乱经。故《大要》曰：粗工嘻嘻，以为可知，言热未已，寒病复始，同气异行，迷诊乱经。此之谓也。

## 【译文】

黄帝说：司天之气的变化又怎样呢？岐伯说：厥阴司天，风气淫胜，则天空尘埃昏暗，云物扰动不宁，寒季行春令，流水不能结冰，蛰虫不去潜伏。人们多病胃脘，心部疼痛，上撑两胁，咽膈不通利，饮食不下，舌根强硬，食则呕吐，冷泻，腹胀，便溏泄，瘕，小便不通，病的根本在脾脏。如冲阳脉绝，多属不治的死症。

少阴司天，热气淫胜，则天气郁热，君火行其政令，热极则大雨将至。人们多病胸中烦热，咽喉干燥，右胠胁上胀满，皮肤疼痛，寒热，咳喘，唾血，便血，衄血，鼻塞流涕，喷嚏，呕吐，小便为色，甚则疮疡，浮肿，肩、背、臂、臑以及缺盆等处疼痛，心痛，肺胀，腹胀满，胸部胀满，气喘咳嗽，病的根本在肺脏。如尺泽脉绝，多属不治的死症。

太阴司天，湿气淫胜，则天气阴沉，乌云满布，雨多反使草木枯槁。人们多病浮肿，骨痛阴痹，阴痹之病按之不知痛处，腰脊头项疼痛，时时眩晕，大便困难，阳痿，饥饿而不欲进食，咳唾则有血，心悸如悬，病的根本在肾脏。如太谿脉绝，多属不治的死症。

少阳司天，火气淫胜，则温热之气流行，秋金之令不平。人们多病头痛，发热恶寒而发疟疾，热气在上，皮肤疼痛，色变黄赤，传于里则变为水病，身面浮肿，腹胀满，仰面喘息，泄泻暴注，赤白下痢，疮疡，咳嗽吐血，心烦，胸中热，甚至鼻流涕出血，病的根本在肺脏。如天府脉绝，多属不治的死症。

阳明司天，燥气淫胜，则树木繁荣推迟，草类生长较晚。筋骨发生变化。大凉之气使天气反常，树木生发之气被抑制而郁伏于下，草类的花叶均现焦枯，应该蛰伏的虫类反而出动。人们多病在左胠胁疼痛，寒凉清肃之气感受之后则为疟疾，咳嗽，腹中鸣响，暴注泄泻，大便稀溏，心胁突然剧痛，不能转侧，咽喉干燥，面色如蒙尘，腰痛，男子癫疝，妇女少腹疼痛，眼目昏昧不明，眼角疼痛，疮疡痈痤，病的根本在肝脏。如太冲脉绝，多属不治的死症。

太阳司天，寒气淫胜，则寒气非时而至，水多结冰，如遇戊癸火运炎烈，则有暴雨冰雹。人们多病血脉变化于内，发生痈疡，厥逆心痛，呕血，便血，衄血，鼻塞流涕，善悲，时常眩晕仆倒，胸腹满，手热，肘臂挛急，腋部肿，心悸不安，胸胁胃脘不舒，面赤目黄，善嗳气，咽喉干燥，甚至面黑如始，口渴欲饮，病的根本在心脏。如神门脉绝，多属不治的死症。所以说，由脉气的搏动，可以测知其脏气的存亡。

黄帝说：对。怎样治疗呢？岐伯说：司天之气，风气淫胜，治以辛凉，佐以苦甘，以甘味缓其急，以酸味泻其邪；热气淫胜，治以咸寒，佐以苦甘，以酸味药收敛阴气；湿气淫胜，治苦热，佐以酸辛，以苦味药燥湿，以淡味药泄湿邪，如湿邪甚于上部而有热，治以苦味温性之药，佐以甘辛，以汗解法恢复其常态而止；火气淫胜，治以咸冷，佐以苦甘，以酸味药收敛阴气，以苦味药发泄火邪，以酸味药复其真气，热淫与火淫所胜相同；燥气淫胜，治以苦温，佐以酸辛，以苦味下其燥结；寒气淫胜，治以辛热，佐以甘苦，以咸味药泻其寒邪。

黄帝说：好！本气不足而邪气反胜所致之病，应当怎样治疗？岐伯说：风气在泉，而反被清气胜的，治以酸温，佐以苦甘，以辛味药平之；热气在泉，而寒气反胜的，治以甘热，佐以苦辛，以咸味药平之；湿气在泉，而热气反胜的，治以苦冷，佐以咸甘，以苦味药平之；火气在泉，而寒气反胜的，治以甘热，佐以苦辛，以咸味之药平之；燥气在泉，而热气反胜的，治以平寒，佐以苦甘，以酸味之药平之，以冷热平和为方制所宜；寒气在泉，而热气反胜的，治以咸冷，佐以甘辛，以苦味药平之。

黄帝问道：司天之气被邪气反胜所致之病，应当怎样治疗？岐伯说：风气司天而清凉之气反胜的，治用酸温，佐以甘苦；热气司天而寒水之气反胜的，治用甘温，佐以苦酸辛；湿气司天而热气反胜的，治用苦寒，佐以苦酸；火气司天而寒气反胜的，治用甘热，佐以苦辛；燥气司天而热气反胜的，治用辛寒，佐以苦甘；寒气司天而热气反胜的，治用咸冷，佐以苦辛。

黄帝道：六气偏胜引起人体发病等情况是怎样的？岐伯说：厥阴风气偏胜，发为耳鸣头眩，胃中翻腾混乱而欲吐，胃脘横膈处寒冷；

大风屡起，倮虫不能滋生，人们多病肢胁气滞，化而成热，则小便黄赤，胃脘当心处疼痛，上支两胁，肠鸣飧泄，少腹疼痛，利下赤白，病甚则呕吐，咽膈之间隔塞不通。

少阴热气偏胜，则病心下热，常觉饥饿，脐下有动气上逆，热气游走三焦；炎暑到来，树木因之流津，草类因之枯萎，人们病呕逆，烦躁，腹部胀满而痛，大便溏泄，传变成为血痢。

太阴湿气偏胜，火气郁于内则蕴藏酿成为疮疡，流散在外则病生于肢胁，甚则心痛，热气阻隔在上部，所以发生头痛，喉痹，项强；单纯由于湿气偏胜而内郁，寒迫下焦，痛于头顶，牵引至眉间，胃中满闷；多雨之后，湿化之象方始出现，少腹满胀，腰臀部重而强直，妨碍入房，时时泄泻如注，足下温暖，头部沉重，足胫浮肿，水饮发于内而浮肿见于上部。

少阳火气偏胜，热气客于胃，烦心，心痛，目赤，欲呕，呕酸，易饥饿，耳痛，小便赤色，易惊，谵妄；暴热之气消烁津液，草萎枯，水干涸，介虫屈伏，人们病少腹疼痛，下痢赤白。

阳阴燥气偏胜，则清凉之气发于内，左肢胁疼痛。大便溏泄，内则咽喉窒塞，外为癞疝；大凉肃杀之气施布，草木之花叶改色，有毛的虫类死亡，人们病胸中不舒，咽喉窒塞而咳嗽。

太阳寒气偏胜，凝凓之气时至，有非时之冰冻，羽类之虫延迟生化。发病为痔疮，疟疾，寒气入胃则生心痛，阴部生疮疡，房事不利，连及两股内侧，筋肉拘急麻木，血脉凝滞，络脉郁滞充盈而色变，或为便血，皮肤因气血充塞而肿，腹中痞满，饮食减少，热气上逆，而头项巅顶脑户等处疼痛，目珠疼如脱出，寒气入于下焦，传变成为水泻。

黄帝道：怎样治疗？岐伯说：厥阴风气偏胜致病，治用甘清，佐以苦辛，用酸味泻其胜气；少阴热气偏胜致病，治用辛寒，佐以苦咸，用甘味泻其胜气；太阴湿气偏胜致病，治用咸热，佐以辛甘，用苦味泻其胜气；少阳火气偏胜治病，治用辛寒，佐以甘咸，用甘味泻其胜气；

阳明燥气偏胜致病，治用酸温，佐以辛甘，用苦味泻其胜气；太阳寒气偏胜致病，治用苦热，佐以辛酸，用咸味泻其胜气。

黄帝道：六气报复引起人体发病等情况是怎样的？岐伯说：问得真详细啊！厥阴风气之复，则发为少腹部坚满，腹胁之内拘急暴痛，树木倒卧，尘沙飞扬，倮虫不得繁荣；发生厥心痛，多汗，呕吐，饮食不下，或食入后又吐出，筋骨抽痛，眩晕，手足逆冷，甚至风邪入脾，食入痹阻不能消化，必吐出而后已。如果冲阳脉绝，多属不治的死症。

少阴火气之复，则烦热从内部发生，烦躁，鼻塞流涕，喷嚏，少腹绞痛；火势盛而燔灼，咽喉干燥，大便时泄时止，动气生于左腹部而向上逆行于右侧，咳嗽，皮肤痛，突然失音，心痛，昏迷不省人事，继则洒渐恶寒，振栗寒战，谵语妄动，寒罢而发热，口渴欲饮水，少气，骨软萎弱，肠道梗塞而大便不通，肌肤浮肿，呃逆，嗳气；少阴火热之气后化，因此流水不会结冰，热气流行过甚，介虫不蛰伏，病多痱疹，疮疡，痈疽，痤，痔等外症，甚至热邪入肺，咳嗽，鼻渊。如果天府脉绝，多属不治的死症。

太阴湿气之复，则湿气变化而大行，于是发生身体沉重，胸腹满闷，饮食不消化，阴气上逆，胸中不爽，水饮生于内，咳喘有声；大雨时常下降，洪水淹没了田地，鱼类游行于陆地，人们病发头顶痛而重，抽痛瘛疭更加厉害，呕吐，神情默默，口吐清水，甚则湿邪入肾，泄泻频甚而不止。如果太谿脉绝，多属不治的死症。

少阳热气之复，则大热将至，干燥灼热，介虫亦死亡。病多惊恐瘛疭，咳嗽衄血，心热烦躁，小便频数，怕风，厥逆之气上行，面色如蒙浮尘，眼睛因而瞤动不宁，火气内生则上为口糜，呕逆，吐血，便血，发为疟疾，则恶寒鼓栗，寒极转热，咽喉部干槁，渴而善饮，小便变为黄赤，少气，脉萎弱，气蒸热化则为水病，传变成为浮肿，甚则邪气入肺，咳嗽，便血。如果尺泽脉绝，多属不治的死症。

阳明燥气之复，则清肃之气大行，树木苍老干枯，兽类因之多发生瘕病。人们的疾病生于肤胁，燥气偏于左侧，善于叹息，甚则心痛痞满，腹胀而泄泻，呕吐苦水，咳嗽，呃逆，烦心，病在膈中，头痛，甚则邪气入肝，惊骇，筋挛。如果太冲脉绝，多属不治的死症。

太阳寒气之复，则寒气上行，水结成雨与冰雹，禽类因此死亡。人们的病是心胃生寒气，胸膈不宽，心痛痞满，头痛，容易伤悲，时常眩仆，纳食减少，腰臀部疼痛，屈伸不便，地裂坼，冰厚而坚，阳光不温暖，少腹痛牵引睾丸并连腰脊，逆气上冲于心，以致唾出清水或呃逆嗳气，甚则邪气入心，善忘善悲。如果神门脉绝，多属不治的死症。

黄帝道：好。怎样治疗呢？岐伯说：厥阴复气所致的病，治用酸寒，佐以甘辛，以酸泻其邪，以甘缓其急；少阴复气所致的病，治用咸寒，佐以苦辛，以甘泻其邪，以酸味收敛，辛苦发散，以咸味软坚；太阴复气所致的病，治用苦热，佐以酸辛，以苦泻其邪、燥其湿、渗其湿；少阳复气所致的病，治用咸冷，佐以苦辛，以咸味软坚，以酸味收敛，以辛苦发汗，发汗之药不必避忌热天，但不要触犯温凉的药物，少阴复气所致的病，用发汗药物时与此法相同；阳明复气所致的病，治用辛温，佐以苦甘，以苦味渗泄，以苦味通下，以酸味补虚；太阳复气所致的病，治用咸热，佐以甘辛，以苦味坚其脆弱。凡治各种胜气复气所致的病，寒的用热，热的用寒，温的用清，清的用温，气散的用收敛，气抑的用发散，燥的使用润泽，急的使用缓和，坚硬的使用柔软，脆弱的使用坚固，衰弱的补，亢盛的泻。用各种方法安定正气，使其清静安宁，于是病气衰退，各归其类属，自然无偏胜之害。这是治疗的基本方法。

黄帝说：对。气有上下之分，是什么意思？岐伯说：身半以上，其气有三，是人身应天的部分，所以是司天之气所主持的；身半以下，其气亦有三，是人身应地的部分，所以是在泉之所主持的。用上下来指明它的胜气和复气，用气来指明人身部位而说明疾病。"半"就是指天枢。所以上部的三气胜而下部的三气都病的，以地气之名来命明人身受病的脏气；下部的三气胜而上部的三气都病的，以天气之名来命名人身受病的脏气。以上所说，是指胜气已经到来，而复气尚屈伏未发者而言；若复气已经到来，则不能以司天在泉之名以区别之，当以复气的情况为准则。

黄帝道：胜复之气的运动，有一定的时候吗？到时候是否一定有胜复之气呢？岐伯说：四时有一定的常位，而胜复之气的有无，却不是必然的。黄帝道：请问是何道理？岐伯说：初之气至三之气，司天之气所主，是胜气常见的时位；四之气到终之气，是在泉气之所主，是复气常见的时位。有胜气才有复气，没有胜气就没有复气。黄帝说：对。复气已退而又有胜气发生，是怎样的？岐伯说：有胜气就会有复气，没有一定的次数限制，气衰减才会停止。因之复气之后又有胜气发生，而胜气之后没有相应的复气发生，就会有灾害，这是由于生机被伤的缘故。黄帝说：复气反而致病，又是什么道理呢？岐伯说：复气所至之时，不是它时令的正位，与主时之气不相融洽。所以大复其胜，而反被主时之气所胜，因此反而致病。这是指火、燥、热三气来说的。

黄帝说：治疗之法怎样？岐伯说：六气之胜所致的，轻微的随顺它，严重的制止它；复气所致的，和缓的平调它，爆烈的削弱它。都宜随着胜气来治疗其被抑伏之气，不论其次数多少，总以达到和平为目的。这是治疗的一般规律。

黄帝说：好。客气与主气的胜复是怎样的？岐伯说：客气与主气二者之间，只有胜没有复。黄帝说：其逆与顺怎样区别？岐伯说：主气胜是逆，客气胜是顺，这是自然规律。

黄帝道：客气与主气相胜所致之病是怎样的？岐伯说：厥阴司天，客气胜则病耳鸣，振掉，眩晕，甚至咳嗽；主气胜则病胸胁疼痛，舌强难以说话。少阴司天，客气胜则病鼻塞流涕，喷嚏，颈项强硬，肩背部闷热，头痛，神疲无力，发热，耳聋，视物不清，甚至浮肿，出血，疮疡，咳嗽气喘；主气胜则心热烦躁，甚则胁痛，支撑胀满。太阴司天，客气胜则病头面浮肿，呼吸气喘；主气胜则病胸腹满，食后胸腹闷乱。少阳司天，客气胜则病赤疹发于皮肤，以及赤游丹毒，疮疡，呕吐气逆，喉痹，头痛，咽喉肿，耳聋，血溢，内症为瘕疝；主气胜则病胸满，咳嗽仰息，甚至咳而有血，两手发热。阳明司天，清气复胜而有余于内，则病咳嗽，衄血，咽喉窒塞，心鬲中热，咳嗽不止，出现吐白血就会死亡。太阳司天，客气胜则病胸闷不畅，流清涕，感寒就咳嗽；主气胜则病咽喉中鸣响。

厥阴在泉，客气胜则病大关节不利，内为痉强拘挛瘕疝，外为运动不便；主气胜则病筋骨振摇强直，腰腹时时疼痛。少阴在泉，客气胜则病腰痛，尻、股、膝、髀、腨、胻、足等部位瞀热而酸，浮肿不能久立，二便失常；主气胜则病逆气上冲，心痛发热，膈内及诸痹都发作，病发于肤胁，汗不收，四肢厥冷因之而起。太阴在泉，客气胜则病足痿，下肢沉重，大小便不时而下，湿客下焦，则发为濡泻以及浮肿、前阴病变；主气胜则寒气上逆而痞满，饮食不下，甚至发为疝痛。少阳在泉，客气胜则病腰腹痛而反恶寒，甚至下痢白沫，小便清白；主气胜则热反上行而侵犯到心胸，心痛，发热，中焦格拒而呕吐。其他各种症候与少阴在泉所致者相同。阳明在泉，客气胜则清凉之气动于下部，少腹坚满而频频腹泻；主气胜则病腰重，腹痛，少腹生寒，大便溏泄，寒气逆于肠，上冲胸中，甚则气喘不能久立。太阳在泉，寒气复胜而有余于内，则腰、尻疼痛，屈伸不利，股、胫、足、膝中疼痛。

黄帝道：对。治法应该怎样？岐伯说：上冲的抑之使下降，陷下的举之使上升，有余的折其势，不足的补其虚，以有利于正气的辅助，以适宜的药食来调和，必须使主客之气安泰，根据其寒温，客主之气相同的用逆治法，相反的用从治法。

黄帝道：治寒用热，治热用寒，主客之气相同的用逆治，相反的用从治，我已经知道了。应该用哪些适宜的味呢？岐伯说：厥阴风木主气之时，其泻用酸，其补用辛；少阴君火与少阳相火主气之时，其泻用甘，其补用咸；太阴湿土主气之时，其泻用苦，其补用甘；阳明燥金主气之时，其泻用辛，其补用酸；太阳寒水主气之时，其泻用咸，其补用苦。厥阴客气为病，补用辛，泻用酸，缓用甘；少阴客气为病，补用咸，泻用甘，收用酸；太阴客气为病，补用甘，泻用苦，缓用甘；少阳客气为病，补用咸，泻用甘，软坚用咸；阳明客气为病，补用酸，泻用辛，泄用苦；太阳客气为病，补用苦，泻用咸，坚用苦，润用辛。开发腠理，使津液和利阳气通畅。

黄帝道：对。请问阴阳各分之为三，是什么意思？岐伯说：因为阴阳之气各有多少，作用各有不同的缘故。黄帝道：何以称为阳明？岐伯说：两阳相合而明，故称阳明。黄帝道：何以称为厥阴？岐伯说：两阴交尽，故称厥阴。

黄帝道：气有多少，病有盛衰，因之治疗有缓急，方剂有大小，请问其中的一般规律？岐伯说：病气有高下之别，病位有远近之分，症状有内外之异，治法有轻重不同，总之以药气适达病所为准则。《大要》说：君药一，臣药二，是奇方的制度；君药二，臣药四，是偶方的制度；君药二，臣药三，是奇方的制度；君药二，臣药六，是偶方的制度。所以说：病近的用奇方，病远的用偶方；发汗的不用奇方，攻下的不用偶方；补益与治疗上部的方制宜缓，补益与治疗下部的方制宜急。急的气味浓厚，缓的气味淡薄。方制用药要恰到病处，就是指此而言。如果病所远，药之气味经中道者，当调剂药食的时间，病在上可先食而后药，病在下可先药而后食，不要违反这个制度。所以适当的治疗方法，病位近用奇方或偶方，宜制小其方药之量；病位远而用奇偶之方，宜制大其方药之量。方剂大的是药味数少而量重，方制小的是药味数多而量轻。味数多的可至九味，味数少的可用两味。用奇方而病不去，则用偶方，叫做重方；用偶方而病不去，则用相反的药味来反佐，以达治疗之目的。所谓反佐，就是佐药的性味，反而与病情的寒热温凉相同。

黄帝道：对。病生于风热湿火燥寒的，我已经知道了。生于三阴三阳之标的怎样治疗？岐伯说：懂得病生于本，反过来就会明白病生于标，治疗病生于本的方法，反过来就是治疗病生于标的方法。

黄帝道：对。六气的胜气，怎样候察呢？岐伯说：当胜气到来的时候进行候察。清气大来是燥气之胜，风木受邪，肝病就发生了；热气大来，是火气之胜，燥金受邪，肺病就发生了；寒气大来，是水气之胜，火热受邪，心病就发生了；湿气大来，是土气之胜，寒水受邪，肾病就发生了；风气大来，是木气之胜，土湿受邪，脾病就发生了。这些都是感受胜气之血而生病的。如果遇到运气不足之年，则邪气更甚；如主时之气不和，也会使邪气更甚；遇月廓空的时候，其邪亦甚。重复感受邪气，其病就危重了。有了胜气，其后必然会有复气。

黄帝道：六气到来时的脉象是怎样的？岐伯说：厥阴之气到来，其脉为弦；少阴之气到来，其脉为钩；太阴之气到来，其脉为沉；少阳之气到来，其脉为大而浮；阳明之气到来，其脉为短而涩；太阳之气到来，其脉为大而长。气至而脉和缓的是平人，气至而脉应过甚的是病态，气至而脉相反的是病态，气至而脉不至的是病态，气未至而脉已至的是病态，阴阳交错更易的其病危重。

黄帝道：六气各有标本，变化所从不同，是怎样的？岐伯说：六气有从本化的，有从标化的，有不从标本的。黄帝道：希望听你详细讲讲。岐伯说：少阳、太阴从本化，少阴、太阳既从本又从标，阴明、厥阴不从标本而从其中气。所以从本的化生于本；从标本的或化生于本，或化生于标；从中气的化生于中气。黄帝道：脉与病似相同而实相反的，怎样诊察呢？岐伯说：脉至与症相从，但按之不鼓击于指下，诸似阳证的，都是这样。黄帝说：凡是阴证而相反的，其脉象怎样？岐伯说：脉至与证相从，但按之却鼓指而强盛有力。

所以各种疾病开始发生，有生于本的，有生于标的，有生于中气的；治疗时有治其本而得愈的，有治其标而得愈的，有治其中气而得愈的，有治其标本而得愈的，有逆治而得愈的，有从治而得愈的。所谓逆其病气而治，其实是顺治；所谓顺其病气而治，其实是逆治。所以说：知道了标与本的理论，用之于临床就不会有困难；明白了逆与顺的治法，就可正确地进行处理而不至产生疑问。就是这个意思。不知道这些理论，就不足以谈论诊断，却足以扰乱经旨。故《大要》说：技术粗浅的医生，沾沾自喜，以为什么病都能知道了，结果他认为是热症的，言语未了，而寒病又开始显露出来了。他不了解同是一气所生的病变而有不同的形症，诊断迷惑，经旨错乱。就是这个道理。

# 示从容论篇第七十六

【提要】

论肾虚、脾虚、失血症等病的诊治。

雷公曰：于此有人，头痛筋挛骨重，怯然少气，哕噫腹满，时惊，不嗜卧，此何脏之发也？脉浮而弦，切之石坚，不知其解，复问所以三脏者，以知其比类也。帝曰：夫从容之谓也。夫年长则求之于腑，年少则求之于经，年壮则求之于脏，今子所言皆失。八风菀熟（一作热），五脏消烁，传邪相受。夫浮而弦者，是肾不足也。沉而石者，是肾气内著也。怯然少气者，是水道不行，形气消索也。咳嗽烦冤者，是肾气之逆也。一人之气，病在一脏也。若言三脏俱行，不在法也。

雷公曰：于此有人，四肢解惰，喘咳血泄，而愚诊之，以为伤肺，切脉浮大而紧，愚不敢治，粗工下砭石，病愈多出血，血止身轻，此何物也？帝曰：子能所治，知亦众，与此病失矣。譬以鸿飞，亦冲于天。夫圣人之治病，循法守度，援物比类，化之冥冥，循上及下，何必守经。今夫脉浮大虚者，是脾气之外绝，去胃外归阳明也，夫二火不胜三水，是以脉乱而无常也。四支解惰，此脾精之不行也。喘咳者，是水气并阳明也。血泄者，脉急血无所行也。若夫以为伤肺者，由失以狂也。不引比类，是知不明也。夫伤肺者，脾气不守，胃气不清，经气不为使，真脏坏决，经脉傍绝，五脏漏泄，不衄则呕，此二者不相类也。譬如天之无形，地之无理，白与黑相去远矣。是失，吾过矣。以子知之，故不告子，明引比类《从容》，是以名曰诊经，是谓至道也。

## 【译文】

雷公说：在此有这样的病人，头痛，筋脉拘挛，骨节沉重，畏怯少气，哕噎腹满，时常惊骇，不欲卧，这是哪一脏所发的病呢？其脉象浮而弦，重按则坚硬如石，我不知应如何解释，故再问三脏，以求能知如何比类辨析。黄帝说：这应从容进行分析。一般地说，老年人的病，应从六腑来探求；少年人的病，应从经络来探求；壮年人的病，应从五脏来探求。现在你只讲脉证，不谈致病的根由，如外而八风之郁热，内而五脏的消烁，以及邪传相受的次第等，这样就失去了对疾病全面的理解。脉浮而弦的，是肾气不足。脉沉而坚硬如石的，是肾气内著而不行。畏怯少气的，是因为水道不行，而形气消散。咳嗽烦闷的，是肾气上逆所致。这是一人之气，其病在肾一脏，如果说是三脏俱病，是不符合诊病法则的。

雷公问：在此有这样的病人，四肢懈怠无力，气喘咳嗽而血泄，我诊断了一下，以为是伤肺，诊其脉浮大而紧，我未敢治疗，一个粗率的医生治之以砭石，病愈，但出血多，血止以后，身体觉得轻快，这是什么病呢？黄帝说：你所能治的和能知道的病，已是很多了，但对这个病的诊断却错了。医学的道理是非常深奥的，好比鸿雁的飞翔，虽亦能上冲于天，却达不到浩渺长空的边际。所以圣人治病，遵循法度，引物比类，掌握变化于冥冥莫测之中，察上可以及下，不一定拘泥于常法。今见脉浮大而虚，这是脾气外绝，去胃而外归于阳明经。由于二火不能胜三水，所以脉乱而无常。四肢懈怠无力，是脾经不能输布的缘故。气喘咳嗽，是水气泛滥于胃所致。血泄，是由于脉急而血行失其常度。假如把本病诊断为伤肺，是错误的狂言。诊病不能引物比类，是知之不明。如果肺气受伤，则脾气不能内守，致胃气不清，经气也不为其所使，肺脏损坏，则治节不通，致经脉有所偏绝，五脏之气俱漏泄，不衄血则呕血，病在肺在脾，二者是不相类同的。如果不能辨别，就如天之无形可求，地之无位可理，黑白不分，未免相距太远了。这个失误是我的过错，我以为你已经知道了，所以没有告诉你，由于诊病必须明晓引物比类，一求符合《从容篇》的说法，所以叫做诊经，这是至真至确的道理所在。

# 疏五过论篇第七十七

## 【提要】

诊治疾病应结合人事、体质、年龄、精神状态、饮食起居等，并论述不遵守此诊法时可能会出现的偏差、失误。

帝曰：凡未诊病者，必问尝贵后贱，虽不中邪，病从内生，名曰脱营；尝富后贫，名曰失精；五气留连，病有所并。医工诊之，不在脏腑，不变躯形，诊之而疑，不知病名；身体日减，气虚无精，病深无气，洒洒然时惊，病深者，以其外耗于卫，内夺于营。良工所失，不知病情，此亦治之一过也。

凡欲诊病者，必问饮食居处，暴乐暴苦，始乐后苦，皆伤精气，精气竭绝，形体毁沮。暴怒伤阴，暴喜伤阳，厥气上行，满脉去形。愚医治之，不知补泻，不知病情，精华日脱，邪气乃并，此治之二过也。

善为脉者，必以比类奇恒，从容知之。为工而不知道，此诊之不足贵，此治之三过也。

诊有三常，必问贵贱，封君败伤，及欲侯王。故贵脱势，虽不中邪，精神内伤，身必败亡。始富后贫，虽不伤邪，皮焦筋屈，痿躄为挛。医不能严，不能动神，外为柔弱，乱至失常，病不能移，则医事不行，此治之四过也。

凡诊者，必知终始，有知余绪。切脉问名，当合男女。离绝菀结，忧恐喜怒，五脏空虚，血气离守，工不能知，何术之语。尝富大伤，斩筋绝脉，身体复行，令泽不息，故伤败结，留薄归阳，脓积寒炅，粗工治之，亟刺阴阳，身体解散，四支转筋，死日有期，医不能明，不问所发，唯言死日，亦为粗工，此治之五过也。

凡此五者，皆受术不同，人事不明也。故曰：圣人之治病也，必知天地阴阳，四时经纪；五脏六腑，雌雄表里；刺灸砭石，毒药所主；从容人事，以明经道，贵贱贫富，各异品理，问年少长，勇怯之理；审于分部，知病本始，八正九候，诊必副矣。

治病之道，气内为宝，循求其理，求之不得，过在表里；守数据治，无失俞理，能行此术，终身不殆。不知俞理，五脏菀熟，痈发六腑，诊病不审，是谓失常。谨守此治，与经相明。《上经》《下经》，揆度阴阳，奇恒五中，决以明堂，审于终始，可以横行。

# 【译文】

黄帝说：在未诊病前，应问病人的生活改变情况，如果是先贵后贱，虽然没有感受外邪，也会病从内生，这种病叫"脱营"。如果是先富后贫，发病叫做"失精"，由于五脏之气留连不运，积并而为病。医生诊察这种病，病的初期，由于病不在脏腑，形体也无改变，医生常诊而疑之，不知是什么病。日久见则身体逐渐消瘦，气虚而精无以生，病势深重则真气被耗，阳气日虚，因洒洒恶寒而心怯时惊，其所以病势日益深重，是因为在外耗损了卫气，在内劫夺了营血。这种病即便是技术高明的医生，若不问明病人的情况，不知其致病原因，更不能治愈，这是诊治上的第一个过失。

凡欲诊治疾病时，一定要问病人的饮食和居住环境，以及是否有精神上的突然欢乐，突然忧苦，或先乐后苦等情况，因为突然苦乐都能损伤精气，使精气竭绝，形体败坏。暴怒则伤阴，暴喜则伤阳，阴阳俱伤，则使人气厥逆而上行，充满于经脉，而神亦浮越，去离于形体。技术低劣的医生，在诊治这种疾病时，既不能恰当地运用泻治法，又不能了解病情，致使精气日渐耗散，邪气得以积并，这是诊治上的第二个过失。

善于诊脉的医生，必将病之奇恒，比类辨别，从容分析，得知其病情，如果医生不懂得这个道理，他的诊治技术就没有什么可贵之处，这是诊治上的第三个过失。

诊病时须注意三种情况，即必须问其社会地位的贵贱，及是否曾有被削爵失势之事，以及是否有欲作侯王的妄想。因为原来地位高贵，失势以后，其情志必抑郁不伸，这种人，虽然未中外邪，但由于精神已经内伤，身体必然败亡。先富后贫的人，虽未伤于邪气，也会发生皮毛憔枯，筋脉拘屈。足痿弱拘挛不能行走。对这类病人，医生如果不能严肃地对其开导，不能动其思想改变其精神面貌，而一味地对其柔弱顺从，任其发展下去，则必然乱之而失常，致病不能变动，医治也不发生效果，这是诊治上的第四个过失。

凡诊治疾病，必须了解其发病初期和现在的病情，又要知其病之本末，在诊脉问证时，应结合男女在生理及脉证上的特点。如因亲爱之人分离而怀念不绝，致情志郁结难解，及忧恐喜怒等，都可使五脏空虚，血气离守，医生如不知道这些道理，还有什么诊治技术可言。尝富之人，一旦失去财势，必大伤其心神，致筋脉严重损伤，形体虽然依然能够行动，但津液已不再滋生了。若旧伤败结，致血气留聚不散，郁而化热，归于阳分，久则成脓，脓血蓄积，使人寒热交作。粗率的医生治疗这种病，由于他不了解病系劳伤脓积，而多次刺其阴阳经脉，使其气血更虚，致身体懈散，四肢转筋，死期已不远了，医生对此既不能明辨，又不问其发病原因，只是说病已危重，这是粗率的医生，此为诊治上的第五个过失。

上述的五种过失，都是由于医生的学术不精，人情事理不明所造成的。所以说：圣人治病，必知自然界阴阳的变化，四时寒暑的规律，五脏六腑之间的关系，经脉之阴阳表里，刺灸、砭石、毒药治病之所宜，能周密详审人情事理，明白诊治之常道，从病人的贵贱贫富，区分其体质及发病的各自特点，问其年龄之长幼，知其性情勇怯之理，审察病色出现的部位，以知其病之本始，并结合四时八风正气及三部九候脉象进行分析，所以他的诊疗技术是全备的。

治病的道理，应重视病人元气的强弱，从其元气的强弱变化中，探求其病，如果求之不得，其病便是在阴阳表里之间。治病时应遵守气血多少及针刺深浅等常规，不要失去取穴的理法，能这样来进行医疗，则终身可不发生差错。如果不知取穴的理法，而妄施针石，可使五脏积热，痈发于六腑。若诊病不能详审周密，便是失常，若能谨守这些诊治法则，自会与经旨相明，能通晓《上经》《下经》之义，及如何揣测度量阴阳的变化，诊察奇恒之疾和五脏之病，而取决于明堂之色，审知疾病的始终等道理，便可随心所欲而遍行于天下。

# 解精微论篇第八十一

## 【提要】

论哭泣与涕泪的关系，阐明涕泪产生的机理。

公请问：哭泣而泪不出者，若出而少涕，其故何也？帝曰：在经有也。复问：不知水所从生，涕所从出也。帝曰：若问此者，无益于治也，工之所知，道之所生也。夫心者，五脏之专精也，目者其窍也，华色者其荣也，是以人有德也，则气和于目，有亡，忧知于色。是以悲哀则泣下，泣下水所由生。水宗者积水也，积水者至阴也，至阴者肾之精也，宗精之水所以不出者，是精持之也，辅之裹之，故水不行也。

夫水之精为志，火之精为神，水火相感，神志俱悲，是以目之水生也。故谚言曰：心悲名曰志悲。志与心精，共凑于目也。是以俱悲则神气传于心精，上不传于志而志独悲，故泣出也。泣涕者脑也，脑者阴也。髓者骨之充也，故脑渗为涕。志者骨之主也，是以水流而涕从之者，其行类也。夫涕之与泣者，譬如人之兄弟，急则俱死，生则俱生，其志以早悲，是以涕泣俱出而横行也。夫人涕泣俱出而相从者，所属之类也。

雷公曰：大矣。请问：人哭泣而泪不出者，若出而少，涕不从之，何也？帝曰：夫泣不出者，哭不悲也。不泣者，神不慈也。神不慈则志不悲。阴阳相持，泣安能独来？夫志悲者惋，惋则冲阴，冲阴则志去目，志去则神不守精，精神去目，涕泣出也。

且子独不诵不念夫经言乎，厥则目无所见。夫人厥则阳气并于上，阴气并于下。阳并于上，则火独光也；阴并于下则足寒，足寒则胀也。夫一水不胜五火，故目眦盲。

是以冲风，泣下而不止。夫风之中目也，阳气内守于精，是火气燔目，故见风则泣下也。有以比之，夫火疾风生乃能雨，此之类也。

## 【译文】

雷公问道：有哭泣而泪涕皆出，或泪出而很少有鼻涕的，这是什么道理？黄帝说：在医经中有记载。雷公又问：眼泪是怎样产生的？鼻涕是从哪里来的？黄帝说：你问这些问题，对治疗上没有多大的帮助，但也是医生应该知道的，因为它也是医学中的基本知识。心为五脏之专精，两目是它的外窍，光华色泽是它的外荣。所以一个人在心里有得意的事，则神气和悦于两目；假如心有所失意，则表现忧愁之色。因此悲哀就会哭泣，泣下的泪是水所产生的。水的来源，是体内积聚的水液；积聚的水液，是至阴；所谓至阴，就是肾藏之精。来源于肾精的水液，平时所以不出，是受着精的制约起了夹辅、包缠的作用，所以泪水不致自流。

水的精气是态，火的精气是神，水火相互交感，神志俱悲，因而泪水就流出来了。所以俗话说：心悲叫做志悲，因为肾志与心精，同时上凑于目，所以心肾俱悲，则神气传于心精，而不传于肾志，肾志独悲，水失去了精的制约，故而泪水就出来了。哭泣而涕出的，其故在脑，脑属阴，郁充于骨并且藏于脑，而鼻窍通于脑。所以脑髓渗漏而成涕。肾志是骨之主，所以泪水出而鼻涕也随之而出，是因为涕泪是同类的关系。涕之与泪，譬如兄弟，危急则同死，安乐则共存，肾志先悲而脑髓随之，所以涕随泣出而涕泪横流。涕泪所以俱出而相随，是由于涕泪同属水类的缘故。

雷公说：你讲的道理真博大。请问有人哭泣眼泪不出的，或虽出而量少，且涕不随出的，这是什么道理？黄帝说：哭而没有眼泪，是内心里并不悲伤。不出眼泪，是心神没有被感动；心神不感动，则志亦不悲，心神与肾志相持而不能相互交感，眼泪怎么能出来呢？大凡志悲就会有凄惨之意。凄惨之意冲动于脑，则肾志去目凄；肾志去目，则神不守精；精和神都离开了眼睛，眼泪和鼻涕才能出来。

你难道没有读过或没有想到医经上所说的话吗？厥则眼睛一无所见。当一个人在厥的时候，阳气并走于上部，阴气并走与下部，阳并于上，则上部亢热，阴并于下部则足冷，足冷则发胀。因为一水不胜五火，所以眼目就看不见了。

所以迎风就会流泪不止的，因风邪中于目而流泪，是由于阳气内守于精，也就是火气燔目的关系，所以遇到风吹就会流泪了。打个比喻：火热之气炽甚而风生，风生而有雨，与这情况是相似的。

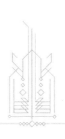

灵枢

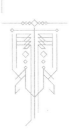

# 九针十二原第一

## 【提要】

论针刺的要领。

凡用针者，虚则实之，满则泄之，宛陈则除之，邪胜则虚之。《大要》曰：徐而疾则实，疾而徐则虚。言实与虚，若有若无。察后与先，若存若亡。为虚与实，若得若失。

虚实之要，九针最妙，补泻之时，以针为之。泻曰：必持内之，放而出之，排阳得针，邪气得泄。按而引针，是谓内蕴，血不得散，气不得出也。补曰：随之，意若妄之。若行若按，如蚊虻止，如留如还，去如弦绝，令左属右，其气故止，外门已闭，中气乃实，必无留血，急取诛之。

持针之道，坚者为宝。正指直刺，无针左右。神在秋毫，属意病者。审视血脉，刺之无殆。方刺之时，必在悬阳，及与两卫。神属勿去，知病存亡。血脉者，在腧横居，视之独澄，切之独坚。

## 【译文】

凡在针刺时，正气虚弱则应用补法，邪气盛实则用泻法，气血瘀结的给予破除，邪气胜的则用攻下法。《大要》说：进针慢而出针快并急按针孔的为补法，进针快而出针慢不按针孔的为泻法。这里所说的补和泻，应为似有感觉又好像没有感觉；考察气的先至与后至，以决定留针或去针。无论是用补法还是泻法，都要使患者感到补之若有

161

所得，泻之若有所失。

　　虚实补泻的要点，以九针最为奇妙。补或泻都可以用针刺实现。所谓泻法，指的是要很快持针刺入，得气后，摇大针孔，转而出针，排出表阳，以泄去邪气。如果出针时按闭针孔，就会使邪气闭于内，血气不得疏散，邪气也出不来！所谓补法，即是指顺着经脉循行的方向施针，仿佛若无其事，行针导气，按穴下针时的感觉，就像蚊虫叮在皮肤上。针入皮肤，候气之时，仿佛停留徘徊；得气之后，急速出针，如箭离弦，右手出针，左手急按针孔，经气会因此而留止，针孔已闭，中气仍然会充实，也不会有瘀血停留，若有瘀血，应及时除去。

　　持针的方法，紧握而有力最为贵。对准腧穴，端正直刺，针体不可偏左偏右。持针者精神要集中到针端，并留意观察病人。同时仔细观察血脉的走向，并且进针时避开它，就不会发生危险了。将要针刺的时候，要注意病人的双目和面部神色的变化，以体察其神气的盛衰，不可稍有疏忽。如血脉横布在腧穴周围。看起来很清楚，用手法按切也感到坚实，刺时就应该避开它。

# 邪气脏腑病形第四

**【提要】**

论六脏病变的症状、取穴法与针刺法。

黄帝曰：愿闻六腑之病。岐伯答曰：面热者，足阳明病，鱼络血者，手阳明病，两跗之上脉竖陷者，足阳明病，此胃脉也。

大肠病者，肠中切痛，而鸣濯濯。冬日重感于寒即泄，当脐而痛，不能久立，与胃同候，取巨虚上廉。

胃病者，腹膜胀，胃脘当心而痛，上肢两胁膈咽不通，食饮不下，取之三里也。

小肠病者，小腹痛，腰脊控睾而痛，时窘之后，当耳前热，若寒甚，若独肩上热甚，及手小指次指之间热，若脉陷者，此其候也。手太阳病也，取之巨虚下廉。

三焦病者，腹气满，小腹尤坚，不得小便，窘急，溢则水留，即为胀。候在足太阳之外大络，大络在太阳少阳之间，亦见于脉，取委阳。

膀胱病者，小腹偏肿而痛，以手按之，即欲小便而不得；肩上热，若脉陷，及足小趾外廉及胫踝后皆热，若脉陷，取委中央。

胆病者，善太息，口苦，呕宿汁，心下澹澹，恐人将捕之，嗌中吤吤然，数唾。在足少阳之本末，亦视其脉之陷下者灸之；其寒热者，取阳陵泉。

黄帝曰：刺之有道乎？岐伯答曰：刺此者，必中气穴，无中肉节。中气穴，则针染于巷；中肉节，即皮肤痛；补泻反，则病益笃。中筋则筋缓，邪气不出，与其真相搏，乱而不去，反还内著。用针不审，以顺为逆也。

## 【译文】

黄帝说：希望听你讲讲六腑的病变。岐伯说：足阳明经脉行于面，面部发热就是足阳明经的病变；手阳明经脉行于鱼际之后，故手鱼血脉郁滞或有瘀斑是手阳明经的病；两足背的冲阳脉，出现坚实挺竖或虚软下陷现象的，是足阳明经的病，这是胃的经脉。

大肠病的症状，肠中如刀割样疼痛，水气在肠中通过发出濯濯之声，冬天再受了寒邪，就会引起泄泻，当脐部疼痛，不能久立。大肠与胃密切相关，故可以取胃经的上巨虚穴治疗。

胃病的症状，腹部胀满，胃脘当中疼痛，向上至两胁支撑作胀，胸膈和咽部阻塞不通，饮食不下。治疗当取足三里穴。

小肠病的症状，小腹作痛，腰脊牵引至睾丸疼痛，大小便窘急，耳前发热，或寒甚，或肩上热甚，手小指与无名指间热甚，或络脉虚陷不起，这都属于小肠病的症候。手太阳小肠经的病，可以取胃经的下巨虚穴治疗。

三焦病的症状，腹中胀满，小腹部胀得更甚，小便不通而有窘迫感，水溢于皮下为水肿，或停留在腹部为水胀病。三焦病也可以观察足太阳经外侧大络的变化，大络在太阳经与少阳经之间，为三焦的下腧委阳穴，三焦有病，亦可见到脉的异常，治疗时取委阳穴。

膀胱病的症状，小腹部肿胀疼痛，用手按小腹，即有尿意，但又解不出，肩上发热，或络脉虚陷不起，以及足小趾外侧和踝部、小腿上发热。若络脉虚陷不起，治疗时可以取膀胱经的合穴委中。

胆病的症状，常常叹气长，口苦，呕吐苦水，心跳不安，恐惧，如有人将捕捉他一样，咽中如物梗阻，常想吐出来。在足少阳经起点至终点的循行通路上，也可以出现络脉陷下的情况，可以用灸的方法治疗；如胆病而有寒热现象的，可取足少阳经的合穴阳陵泉刺治。

黄帝说：针刺有一定的规律吗？岐伯说：针刺这些疾病，一定要刺中穴位，切不可刺于肉节。因为刺中穴位，就能够针着脉道而经络疏通，若误刺在肉节上，只能损伤皮肉而使皮肤疼痛。还有补泻的手法如果用反了，就会使疾病更加危重。如果误刺在筋上，会伤筋而造成筋的弛缓，邪气不能驱除，反与真气纠缠而疾病不去，以至入里陷而使疾病加重。这些都是用针不审慎，违反了正常的针刺规律所造成的恶果。

# 寿夭刚柔第六

## 【提要】

论人体素质与寿夭的关系。

黄帝问于伯高曰：余闻形有缓急，气有盛衰，骨有大小，肉有坚脆，皮有厚薄，其以立寿夭奈何？伯高答曰：形与气相任则寿，不相任则夭。皮与肉相果则寿，不相果则夭。血气经络，胜形则寿，不胜形则夭。

黄帝曰：何谓形之缓急？伯高答曰：形充而皮肤缓者则寿，形充而皮肤急者则夭。形充而脉坚大者，顺也；形充而脉小以弱者，气衰，衰则危矣。若形充而颧不起者，骨小，骨小而夭矣。形充而大肉䐃坚而有分者，肉坚，肉坚则寿矣；形充而大肉无分理不坚者，肉脆，肉脆则夭矣。此天之生命，所以立形定气而视寿夭者，必明乎此，立形定气，而后以临病人，决死生。

黄帝曰：余闻寿夭，无以度之。伯高答曰：墙基卑，高不及其地者，不满三十而死。其有因加疾者，不及二十而死也。

黄帝曰：形气之相胜，以立寿夭奈何？伯高答曰：平人而气胜形者寿；病而形肉脱，气胜形者死，形胜气者危矣。

## 【译文】

黄帝问伯高说：我听说人的外形有缓急，正气有盛衰，骨骼有大小，肌肉有坚脆，皮肤有厚薄，从这些方面怎样来确定人的寿夭呢？伯高回答说：外形与正气相称的多长寿，不相称的多夭折。皮肤与肌肉相称的多长寿，不相称的多夭折。内在血气经络的强盛超过外形的多长寿，不能超过外形的多夭折。

黄帝说：什么叫做形体的缓急？伯高回答说：外形壮实而皮肤舒缓的多长寿，外形虽盛而皮肤紧急的多夭折。外形壮实而脉坚大有力的为顺，外形虽盛而脉象弱小无力的为气衰，气衰是危险的。假使外形虽盛而颧骨不突起者骨骼小，骨骼小的多夭折。如外形壮实，而大肉突起有分理者是肉坚实，肉坚实的人多长寿；外形虽盛而大肉无分理不坚实者是肉脆，肉脆的人多夭折。以上所说，虽是人的先天禀赋，但是可以根据这些形气的不同情况来衡量体质之强弱，从而推断其长寿或夭折。医工必须明白这些道理，而后临床时根据行气的情况，以决定预后的良与不良。

黄帝说：我已听过关于寿夭的区别，但究竟怎样来衡量呢？伯高回答说：凡是面部肌肉陷下，而四周骨骼显露的，不满三十岁就会死亡。如果再加上疾病的影响，不到二十岁就会有死亡的可能。

黄帝说：从形与气的相胜情况，如何来决定寿夭呢？伯高回答说：健康人正气胜过外形的就长寿；病人肌肉已经极度消瘦，虽然正气胜过外形，也终将不免要死亡；如果外形胜过正气，则是很危险的。

# 本神第八

**【提要】**

论调神养性之法及情志失调可能会产生的病变与疗法。

天之在我者，德也；地之在我者，气也。德流气薄而生者也。故生之来谓之精，两精相搏谓之神，随神往来者谓之魂，并精而出入者谓之魄，所以任物者谓之心，心有所忆谓之意，意之所存谓之志，因志而存变谓之思，因思而远慕谓之虑，因虑而处物谓之智。

故智者之养生也，必顺四时而适寒暑，和喜怒而安居处，节阴阳而调刚柔。如是，则僻邪不至，长生久视。

是故怵惕思虑者，则伤神，神伤则恐惧，流淫而不止。因悲哀动中者，竭绝而失生。喜乐者，神惮散而不藏。愁忧者，气闭塞而不行。盛怒者，迷惑而不治。恐惧者，神荡惮而不收。

心怵惕思虑，则伤神，神伤则恐惧自失。破䐃脱肉，毛悴色夭，死于冬。

脾忧愁而不解，则伤意，意伤则悗乱，四肢不举，毛悴色夭，死于春。

肝悲哀动中，则伤魂，魂伤则狂忘不精，不精则不正，当人阴缩而挛筋，两胁骨不举，毛悴色夭，死于秋。

肺喜乐无极则伤魄，魄伤则狂，狂者意不存人，皮革焦，毛悴色夭，死于夏。

肾盛怒而不止则伤志，志伤则喜忘其前言，腰脊不可以俯仰屈伸，毛悴色夭，死于季夏。

恐惧而不解则伤精，精伤则骨痠痿厥，精时自下。是故五脏，主藏精者也，不可伤，伤则失守而阴虚；阴虚则无气，无气则死矣。

是故用针者，察观病人之态，以知精、神、魂、魄之存亡得失之意，五者以伤，针不可以治之也。

## 【译文】

天所赋予人的是"德"（如自然界的气候、日光雨露等），地所赋予人的是"气"（如地面上的物产）。因此，由于天之德下流与地之气上交，阴阳相结合，使万物化生，人才能生存。人之生命的原始物质，叫做精；男女交媾，两精结合而成的生机，叫做神；随从神气往来的精神活动，叫做魂；从乎精的先天本能，叫做魄；脱离母体之后，主宰生命活动的，叫做心；心里忆念而未定的，叫做意；主意已考虑决定，叫做志；根据志而反复思考，叫做思；思考范围由近及远，叫做虑；通过考虑而后毅然处理，叫做智。

所以聪明的人保养身体，必定是顺从四时节令的变化，来适应气候的寒暑，不让喜怒过度，注意正常的饮食起居，节制阴阳的偏颇，调剂刚柔的活动。这样，四时不正的邪气也难以侵袭，从而能够获得长寿而不易衰老。

恐惧和思虑太过能损伤心神，神伤而恐惧的情绪时时流露于外。因悲哀太甚，内伤肝脏，能使正气耗竭以至绝灭而死亡。喜乐过度，使神气涣散而不守。忧愁太甚，使气机闭塞不通。大怒以后，能使神志昏迷。恐惧太甚，也使神气散失而不收。

心因恐惧和思虑太过而伤及所藏之神，神伤便会时时恐惧，不能自主，久而大肉瘦削，皮毛憔悴，气色枯夭，死亡在冬季。

脾因忧愁不解而伤及所藏之意，意伤便会胸膈烦闷，手足无力举动，皮毛憔悴，气色枯夭，死亡在春季。

肝因悲哀太过而伤及所藏的魂，魂伤便会狂妄而不能精明，举动失常，同时使人前阴萎缩，筋脉拘挛，两胁不能舒张，皮毛憔悴，气色枯夭，死亡在秋季。

肺因喜乐太过而伤及所藏的魄。魄伤便会形成癫狂，语无伦次，皮毛肌肤憔悴，气色枯夭，死亡在夏季。

肾因大怒不止而伤及所藏的志，志伤便会记忆力衰退，腰脊不能俯仰转动，皮毛憔悴，气色枯夭，死亡在季夏。

又因恐惧不解而伤精，精伤则骨节酸软痿弱，四肢发冷，精液时时外流。所以说，五脏都主藏精，不能损伤，伤则所藏之精失守而为阴不足，阴不足则正气的化源断绝，人无正气则死。

因此，用针治病，应当仔细察看病人的神情与病态，从而了解其精、神、魂、魄、意、志有无得失的情况，如果五脏之精已经耗伤，就不可以妄用针刺治疗。

# 营卫生会第十八

## 【提要】

论营卫之气与人体睡眠的关系。

黄帝问于岐伯曰：人焉受气？阴阳焉会？何气为营？何气为卫？营安从生？卫于焉会？老壮不同气，阴阳异位，愿闻其会。岐伯答曰：人受气于谷，谷入于胃，以传于肺，五脏六腑，皆以受气，其清者为营，浊者为卫，营在脉中，卫在脉外，营周不休，五十而复大会。阴阳相贯，如环无端。卫气行于阴二十五度，行于阳二十五度，分为昼夜，故气至阳而起，至阴而止。故曰日中而阳陇为重阳，夜半而阴陇为重阴，故太阴主内，太阳主外，各行二十五度，分为昼夜。夜半为阴陇，夜半后而为阴衰，平旦阴尽而阳受气矣。日中而阳陇，日西而阳衰，日入阳尽，而阴受气矣。夜半而大会，万民皆卧，命曰合阴，平旦阴尽而阳受气，如是无已，与天地同纪。

黄帝曰：老人之不夜瞑者，何气使然？少壮之人，不昼瞑者，何气使然？岐伯答曰：壮者之气血盛，其肌肉滑，气道通，营卫之行，不失其常，故昼精而夜瞑。老者之气血衰，其肌肉枯，气道涩，五脏之气相搏，其营气衰少而卫气内伐，故昼不精，夜不瞑。

## 【译文】

黄帝问岐伯道：人体的精气受自何处？阴阳之气是怎样交会的？

什么气叫"营"？什么气叫"卫"？营是怎样形成的？卫是怎样和营相会的？老年人与壮年人气的盛衰不同，日夜气行的位置各异，请讲讲交会的情况。岐伯说：人体精气来源于饮食物，饮食入胃，经过消化，再经脾吸收其精微之气，然后向上传注到肺，从而五脏六腑都能得到精微之气的供养。这些精气中，精粹的部分叫"营"，慓悍的部分叫"卫"，营气运行于经脉之内，卫气运行与经脉之外，周流不息，各行五十周次而后大会，阴分和阳分互相贯通，终而复始，如圆环之无端始。卫气运行于阴分二十五周次，运行于阳分二十五周次，这是以白天和黑夜来划分的，所以气行到阳分为起始，行到阴分为终止。因此，当中午阳气隆盛时叫做"重阳"，到半夜阴气隆盛时叫做"重阴"。太阴主管人体内部，太阳主管人体外表，营卫在其中各运行二十五周次，都以昼夜来划分。半夜是阴分之气最隆盛的时候，自半夜以后，行于阴分之气就逐渐衰减，到早晨时，则行于阴分之气已尽，而阳分开始受气。中午是阳分之气最隆盛的时候，从日西斜，行于阳分之气就逐渐衰减，到日落时，则行于阳分之气已尽，而阴分开始受气。并且在半夜的时候，阴阳之气相会合，此时人们均已入睡，称为"合阴"。到早晨则行于阴分之气已尽，而阳分开始受气。如此循环不息，和自然界昼夜阴阳的变化规律相一致。

　　黄帝说：老年人往往夜间不易熟睡，是什么气使他们这样呢？壮年人在白天往往不想睡，这又是什么气使他们这样呢？岐伯答道：壮年人的气血旺盛，肌肉滑利，气道畅通，营卫的运行都很正常，所以白天的精神饱满，而晚上睡得很熟。老年人的气血衰少，肌肉枯瘦，气道滞涩，五脏之气耗损，营气衰少，卫气内伐于阴，所以白天的精神不振，晚上就不能熟睡了。

# 癫狂第二十二

**【提要】**

论癫疾、狂证的病因、症状及针灸疗法。

癫疾始生，先不乐，头重通，视举目，赤甚作极，已而烦心。候之于颜。取手太阳、阳明、太阴，血变而止。

癫疾始作，而引口啼呼喘悸者，候之手阳明、太阳。左强者，攻其右；右强者，攻其左，血变而止。

癫疾始作，先反僵，因而脊痛，候之足太阳、阳明、太阴、手太阳，血变而止。

治癫疾者，常与之居，察其所当取之处。病至视之，有过者泻之，置其血于瓠壶之中，至其发时，血独动矣；不动，灸穷骨二十壮。穷骨者，骶骨也。

骨癫疾者，颔齿诸腧、分肉皆满而骨居，汗出、烦悗、呕多沃沫，气下泄，不治。

筋癫疾者，身倦挛急，脉大，刺项大经之大杼脉，呕多沃沫，气下泄，不治。

脉癫疾者，暴仆，四肢之脉，皆胀而纵。脉满，尽刺之出血；不满，灸之挟项太阳，灸带脉于腰相去三寸，诸分肉本输。呕多沃沫，气下泄，不治。

癫疾者，疾发如狂者，死不治。

狂始生，先自悲也，喜忘、苦怒、善恐者得之忧饥。治之取手太阴、阳明，血变而止，及取足太阴、阳明。

狂始发，少卧，不饥，自高贤也，自辩智也，自尊贵也，善骂詈，日夜不休，治之取手阳明、太阳、太阴、舌下、少阴。视之盛者，皆取之，不盛，释之也。

狂言，惊，善笑，好歌乐，妄行不休者，得之大恐。治之取手阳明、太阳、太阴。

狂，目妄见，耳妄闻，善呼者，少气之所生也；治之取手太阳、太阴、阳明、足太阴、头、两颔。

狂者多食，善见鬼神，善笑而不发于外者，得之有所大喜，治之取足太阴、太阳、阳明，后取手太阴、太阳、阳明。

狂而新发，未应如此者，先取曲泉左右动脉，及盛者见血，有顷已；不已，以法取之，灸骨骶二十壮。

## 【译文】

癫病开始发生的时候，病人先感到闷闷不乐，头部沉重疼痛，眼直视，两眼全发红，进一步发作到严重时，就会出现心中烦乱不宁。医者诊察时，可通过颜面部的色泽、表情，来推断其病将要发作。治疗可取手太阳、手阳明、手太阴三经的一些腧穴，等到患者面部的血色转为正常时停针。

癫病开始发作的时候，有口角牵引而歪斜，发出啼叫的声音，喘促、心悸的症状，应当候察手阳明、手太阳两经，根据其病变所在而治疗，凡左侧正常的，应刺右侧，右侧正常的，应刺左侧，等待患者面部的血色转为正常时停针。

癫病开始发作时，先见腰脊反张而僵硬，因此会觉得脊柱作痛，候察其病变所在，可取足太阳、足阳明、足太阴、手太阳经的一些腧穴，等到患者面部的血色转为正常时停针。

治疗癫病时，医生应当常与病者住在一处，观察所应当取治的部位，当病发作时，根据其有病的经脉，使用泻法出血。将泻出的血放在葫芦内，等到再复发时，其血就会变动；如果没有变动，可灸穷骨二十壮。所谓"穷骨"，就是骶骨。

病已深入到骨的骨癫疾，颔齿部的腧穴及分肉之间，都充满了邪气，形体瘦弱而骨独留，常出汗，胸中烦闷；倘呕吐出很多的白沫，而又气泄于下，就是不治的死症。

病已深入于筋的筋癫疾，筋肉拘挛而身体踡缩，筋脉拘急，脉大，治疗宜刺项后足太阳膀胱经的大杼穴；倘呕吐出很多的白沫，而又气泄于下的，就是不治的死症。

病已深入于脉的脉癫疾，发病时突然跌到，四肢的脉都胀满而弛纵不收。当脉满处，都可以针刺出血；如脉不满而陷下的，宜灸挟行于项后两侧足太阳经的腧穴，并可灸带脉穴，在与腰相距三寸许的地方，也可灸诸经的分肉之间与四肢的腧穴；倘呕吐出很多的白沫，而又气泄于下的，就是不治的死症。

上述各种癫疾，如发作时像狂证一样，就是不治的死症。

狂证开始发生的时候，患者先有悲伤的情绪，健忘，容易发怒，时常恐惧，这是由于过度的忧愁与饥饿所致。治疗可取手太阴经、手阳明经的一些腧穴，等到患者面部的血变为正常时停针，并取足太阴经、足阳明经的一些腧穴。

狂证开始发作的时候，患者不想睡眠，不知饥饿，自以为了不起，自以为最聪明，自以为最尊贵，好骂人，日夜吵闹不休。治疗可取手阳明、手太阳、手太阴、手少阴经的一些腧穴及舌下的廉泉穴。但要注意血脉盛的才可以施针，如血脉不盛就放弃不用。

患者语言狂妄，易惊，爱笑，喜欢歌唱，行动反常而不停止，这是由于大恐所致。治疗可取手阳明、手太阳、手太阴经的一些腧穴。

狂证发作时，有幻视幻听，好喊叫的症状，这是由于神气衰少所致。治疗可取手太阳、手太阴、手阳明、足太阴经的一些腧穴，以及头部和两颔部的腧穴。

发狂的人，多食而不知饱，疑神疑鬼，内心喜笑而不显露于外，这是由于喜乐过度所致。治疗可先取足太阴、足太阳、足阳明的一些腧穴，后再取手太阴、手太阳、手阳明的一些腧穴。

如狂证是新起的，还是有见到上述严重症状时，应先取左右曲泉，以及血脉盛的用针泻血，不久就可痊愈了；如果还没有治愈，再用上述的治法治疗，并灸骶骨二十壮。

# 天年第五十四

## 【提要】

论神的形成及人长寿的条件。

黄帝问于岐伯曰：愿问人之始生，何气筑为基？何立而为楯？何失而死？何得而生？岐伯曰：以母为基，以父为楯，失神者死，得神者生也。

黄帝曰：何者为神？岐伯曰：血气已和，营卫已通，五脏已成，神气舍心，魂魄毕具，乃成为人。

黄帝曰：人之寿夭各不同，或夭，或寿，或卒死，或病久，愿闻其道。岐伯曰：五脏坚固，血脉和调，肌肉解利，皮肤致密，营卫之行，不失其常，呼吸微徐，气以度行，六腑化谷，津液布扬，各如其常，故能长久。

黄帝曰：人之寿百岁而死，何以致之？岐伯曰：使道隧以长，基墙高以方，通调营卫，三部三里起，骨高肉满，百岁乃得终。

黄帝曰：其气之盛衰，以至其死，可得闻乎？岐伯曰：人生十岁，五脏始定，血气已通，其气在下，故好走；二十岁，血气始盛，肌肉方长，故好趋；三十岁，五脏大定，肌肉坚固，血脉盛满，故好步；四十岁，五脏六腑十二经脉，皆大盛以平定，腠理始疏，荣华颓落，发颇斑白，平盛不摇，故好坐；五十岁，肝气始衰，肝叶始薄，胆汁始减，目始不明；六十岁，心气始衰，苦忧悲，血气懈惰，故好卧；七十岁，脾气虚，皮肤枯；八十岁，肺气衰，魄离，故言善误；九十岁，肾气焦，四脏经脉空虚；百岁，五脏皆虚，神气皆去，形骸独居而终矣。

黄帝曰：其不能终寿而死者，何如？岐伯曰：其五脏皆不坚，使道不长，空外以张，喘息暴疾；又卑基墙薄，脉少血，其肉不石，数中风寒，血气虚，脉不通，真邪相攻，乱而相引，故中寿而尽也。

## 【译文】

黄帝问岐伯说：我想了解一下人在生命开始时，是以什么作为基础？以什么作为捍卫呢？损失了什么就要死亡？得到了什么才能生存？岐伯说：以母亲的血为基础，以父亲的精为卫外功能，由父精母血结合而产生神气，失神气就会死亡，有了神气才能维持生命。

黄帝问：什么是神呢？岐伯说：当人体的血气和调，营气卫气的运用通畅，五脏形成之后，神气藏之于心，魂魄也都具备了，才能成为一个健全的人体。

黄帝说：人的寿命长短各不相同，有中途夭亡的，有年老长寿的，有猝然死亡的，有的患病很久，希望听听它的道理。岐伯说：如果五脏强健，血脉调顺，肌肉之间通利无滞，皮肤固密，营卫的运行不失其常度，呼吸均匀徐缓，全身之气有规律地运行，六腑也能正常地消化饮食，使精微、津液能敷布周身，以营养人体，各脏腑功能正常，所以能够使生命维持长久而多寿。

黄帝说：有些人可活到百岁而死，怎么会达到这样的长寿呢？岐伯说：长寿的人，他的鼻孔和人中深邃而长，面部的骨骼高厚而方正，营卫的循行通调无阻，面部的三停耸起而不平陷，肌肉丰满，骨骼高起，这种壮健的形体，是能活到百岁而终其天年的象征。

黄帝说：人的血气盛衰，以及从生到死这一过程的情况，可以讲给我听吗？岐伯说：人生长到十岁的时候，五脏始发育到一定的健全程度，血气的运行畅通，生气在下，所以喜动而好走；人到二十岁，血气开始壮盛，肌肉也正在发达，所以行动更为敏捷，走路也快；人到三十岁，五脏已经发育强健，全身的肌肉坚固，血气充盛，所以步履稳重，爱好从容不迫的行走；人到四十岁，五脏六腑十二经脉，都很健全已到了不能再继续生长的程度，从此腠理开始疏松，颜面的荣华逐渐衰落，鬓发开始花白，经气由平定盛满已到了不能再向上发展的阶段，精力已不十分充沛，所以好坐；人到五十岁，肝气开始衰退，肝叶薄弱，胆汁也减少，所以两眼开始昏花；人到六十岁，心气开始衰弱，会经常忧愁悲伤，血气已衰，运行不利，形体惰懈，所以好卧；人到七十岁，脾气虚弱，皮肤干枯；人到八十岁时肺气衰弱，不能藏魄，言语也时常发生错误；人到九十岁，肾气也要枯竭了，其他四脏经脉的血气也都空虚了；到了百岁，五脏的经脉都已空虚，五脏所藏的神气都消失了，只有形骸存在而死亡。

黄帝说：有人不能活到应该活到的岁数而死亡的，这是为什么呢？

岐伯说：不能长寿的人，是他的五脏不坚固，鼻孔和人中沟不深邃，鼻孔向外开张着，呼吸急促疾速，或者面部之骨骼卑小，脉管薄弱，脉中血少而不充盈，肌肉不坚实，肌腠松弛，再屡被风寒侵袭，血气更虚，血脉不通利，外邪就易于侵入，与真气相攻，真气败乱，促使他中年而死。